双人幸福伸展操

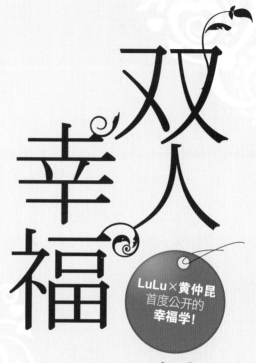

LuLu×黄仲昆
首度公开的
幸福学!

黄仲昆　LuLu ○著

U0212825

重庆出版集团 重庆出版社

版贸核渝字(2013)第 292 号

本书通过四川一览文化传播广告有限公司代理,经柠檬树国际书版有限公司授权出版中文简体字版。未经出版者书面许可,本书的任何部分不得以任何方式抄袭、节录或者翻印。

图书在版编目(CIP)数据

双人幸福伸展操 / 黄仲昆,LuLu 著. — 重庆:重庆出版社,2015.10
ISBN 978−7−229−09528−4

Ⅰ.①双… Ⅱ.①黄… ②L… Ⅲ.①瑜伽—基本知识 Ⅳ.①R247.4

中国版本图书馆 CIP 数据核字(2015)第 039818 号

双人幸福伸展操
SHUANGREN XINGFU SHENZHANCAO
黄仲昆　　LuLu 著

出 版 人 :罗小卫
责任编辑:罗玉平　李　雯
责任校对:刘小燕

重庆出版集团
重庆出版社 出版

重庆市南岸区南滨路 162 号 1 幢　邮政编码:400061　http://www.cqph.com
重庆市国丰印务有限责任公司印刷
重庆出版集团图书发行有限公司发行
E−MAIL:fxchu@cqph.com　邮购电话:023−61520646

重庆出版社天猫旗舰店
cqcbs.tmall.com

全国新华书店经销

开本:889 mm×1194 mm　1/24　印张:6　字数:157 千
2015 年 10 月第 1 版　2015 年 10 月第 1 次印刷
ISBN 978−7−229−09528−4
定价:42.80 元

如有印装质量问题,请向本集团图书发行有限公司调换:023−61520678

版权所有　侵权必究

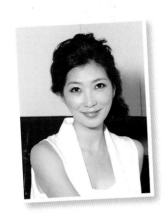

LuLu老师在说，
你们有没有在听？

每次我们姐妹要聚会，这位LuLu小姐就会告诉我们："SORRY！我要和我老公去山上！"

看到这对夫妻的生活，我们真的很羡慕，试想，哪一个女人愿意时常跟着山里来的孩子，往山上跑？

一个懂得温柔的女人，男人真的很幸福！

一个把自己身体顾好的男人，女人真的很幸福！

每次我们聚会，吃东西时，大家总是叫很多、吃很饱。

但不怕的原因是，我们都在运动。

各位，LuLu老师在说，你们有没有在听？

不吃东西减肥，是非常不对的减肥方式！

不吃东西，除了让人不健康，又会造成反效果，增加你的体脂肪！

请注意"**体！脂！肪！**"这三个字，正是**肥胖、不健康**的来源！

很多人不愿意运动，又不忌口，甚或是选择不吃东西的人，那请别看这本书！

因为浪费了你宝贵的时间！

如果你选择了这本书，很谢谢你，**愿意把自己变成一个爱自己，又值得被爱的女人！**

PS.每天大概花你15～20分钟运动而已，要不要？不要？当然说"要呀！"就**15～20分钟而已！当个聪明人吧！**

双人瑜伽就像夫妻之道

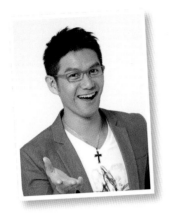

知名主持人 何戎

Lu Lu和Michael（黄仲昆）是两个非常不同的人。

根据"Lu透社"（LuLu自己透露的)指出，Michael婚前、婚后都是个很随兴，凭感觉做事、随遇而安的人。因此，就算临时遇有变化，也能处变不惊，立刻调适，他乐天且崇尚大自然。

至于LuLu，也算是浪漫的人，但，这仅在"婚前"而已。婚后的她，因为知晓自己已为人妻人母，因此转而变得务实，所以，生活中一切都需有计划，且须按部就班地完成，对于婚后老公依旧随兴的作风，常令她感到紧张。

在LuLu的眼中，Michael是个典型的"大男人"，所以凡事总是"我说了算"！身为新时代女性的LuLu一度无法接受，两人也常为此针锋相对。同为基督徒的他们小两口很有趣，斗嘴时常引用圣经中的话语来"教训"对方，Michael会告诉LuLu"丈夫是头，所以妻子要顺服丈夫"，没想到LuLu的回应更绝，她只淡淡回了Michael一句："是！你是头，不过你是'猪头'！"

我和LuLu同在一个教会，又同在一个小组，近身观察LuLu和Michael如何因着上帝在他们婚姻中掌权，而能维系幸福的婚姻，且越来越甜蜜。圣经中有许多如何创造美满婚姻的教道，但"知道"与"做到"是两件事，我很佩服LuLu和Michael能将这些真理用在平日的相处上，真实活出夫妻间的彼此相爱。

双人瑜伽其实就像夫妻相处，彼此的"默契"是关键，有时，一个眼神、一个动作，不需言语，就能了解对方的想法。瑜伽，长期以来一直是LuLu和Michael共同的兴趣和运动，也使他们多了一个婚姻生活中共同的话题，他们透过夫妻一起做双人瑜伽，培养了绝佳的默契。当然，这也使得他们从双人瑜伽的配合中，更懂得欣赏与珍惜彼此。

　　婚姻中，有五种"爱之语"，其中之一是"精心的时刻"，我相信，对于LuLu和Michael来说，做双人瑜伽，就是他们的精心时刻，在那一刻，他们能更深地感受与拥有彼此，也静心思考上帝将他们配在一起的美意，祝福每位朋友，都能透过这本新书，不仅学习双人瑜伽的精髓，更学习珍惜婚姻的美好。

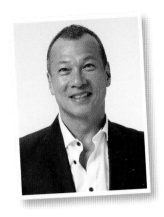

男女都是复杂小宇宙

Michael 黄仲昆

我是一个时常在文明社会与自然森林当中穿梭的男人，在文明社会的时候，道德、伦理、法律、人情，就是我们身为灵长类的人类行为的一个依据与准则，在自然森林当中，却只有一个掌管万事万物的法则，就是自然法则！

有天晚上，我和妻子LuLu和5岁的小儿子乐乐，在就寝前，照例，天南地北，一家三口聊着天。乐乐突然提到"爸比，我知道，你有结过两次婚，所以，我和翔翔哥哥是不一样的妈咪生的……"我跟LuLu，我俩笑笑地，就顺着他的话题，继续聊些轻松的事情，但是我和LuLu心里都知道，在乐乐小朋友5岁的心灵里，他已经逐渐开始知道，大人世界里头，大人发明的"婚姻制度"的存在了！

是的，我是一个有两次婚姻记录的男人！但是，不幸中的大幸，因为前妻的包容与明理，我的第一次婚姻就在平和的气氛下，画上了句点，两人各自恢复了单身身份，唯一的大儿子，也在双方的信任与协议下，由我来抚养，而她也有随时的探视权，一转眼，也是一个22岁的少年了！

至于我的原生家庭，两位都受日本教育的双亲，在我家最小的妹妹结婚以后，约30多年前，父母50岁时，选择了劳燕分飞……后来，父亲非常勇敢地又结了三次婚。前年，在他80岁那年，蒙主宠召回去了；而母亲，结束她这一生唯一并不快乐的婚姻之后，决定单身一人，含饴弄孙，如今80又3，耳聪目明、身体硬朗，真是我们做晚辈的人的一大福气啊！

我们活在这世界上的每一个人，不论是男是女，都是造物者所创造出来，独一无二，构造有如一个复杂小宇宙的有机体；人的一生，能够拥有一个相知相惜的婚姻伴侣，一同组织家庭，生儿育女，从此，过着幸福美满的生活，这是人人都向往的童话故事结局！但，真实的人生，并不是童话故事！真实的人生，是个无常的人生，是个时时刻刻，充满着幸或不幸，欢笑与泪水交织的人生……于是，一对对的新人，拍完了浪漫无比的婚纱照，开始展开期待的婚姻生活，隔了一些时日之后，每对夫妻爱情故事的后续发展，就大不相同了！

最近，时常在媒体上面，看到一些公众人物的婚姻触礁，上了报道，很叫人心疼的是，明明前不久才恩爱无比的佳偶良缘，却变成为了财产，为了子女，不惜对簿公堂的怨偶、仇人，真叫人不胜唏嘘……这时候，即便是有所谓的婚姻专家、两性专家，出面辅导协助，到后来，恐怕没有法律专家出面来判定财产该如何分配，小孩该如何照顾来得实际些！

如果说，我和LuLu跟大家分享的一些夫妻互动的方式，能够给同样是在婚姻生活里的夫妻朋友们一些正面的参考的话，这本书的出版，也就可以算是功德无量了，感恩！阿门！

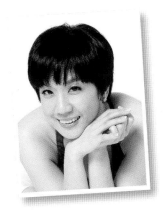

拥有两颗心，幸福就不远！

LuLu

我常常在想，伊甸园的亚当与夏娃是如何生活的，应该是很快乐吧？想吃就吃，想睡就睡，每天有大自然陪伴，还有，想做爱就做爱！哈！就是天堂呀！我也常常想，如何可以跟亚当夏娃一样快乐呢？

和Michael相识十几年，结婚快七年，说没吵架是骗人的，很多次在吵架当中，也曾把"离婚"提出来，但后来仔细想想，要是真的离婚也好不到哪里去，因为我们的婚姻，有小孩，有两家人的期望，更重要的是，我们曾经天长地久的约定怎么会这么脆弱？想到就真不甘心！所以最后我们终究还是和好，原因无他，天父真的帮了大忙，人的爱有限，但当我们能从造物者的角度来看对方，问题就不大了！

我们上过许多次的夫妻恩爱课程，让我们学习原来男人女人根本大不同，把两人凑在一起生活，是幸福，但有时候也真折磨，如果没有用心了解对方，体谅对方，婚姻其实很容易失败！每次看见许多公众人物的婚姻亮起红灯，也给了我们很多省思，因为公众人物的婚姻众所瞩目，很容易被放大聚焦，虽是困扰，但对我们也是一份对媒体的责任感，总是希望带给这个社会幸福与希望。

相信我们艰辛走过的路，每对夫妻也都多少感同身受，我跟Michael常常自嘲，其实我们并没有比别的夫妻厉害或有高招，但我们都拥有两颗心，一颗愿意学习的心，还有一颗天父给我们的信心，让我们可以度过许多的低潮期。衷心希望，这本书可以带给每对夫妻幸福，也可以带给这个社会更多正面的能量！

Contents

目录 |

推荐序1 | 黄嘉千　　LuLu老师在说，你们有没有在听？　　/ 001

推荐序2 | 何戎　　双人瑜伽就像夫妻之道　　/ 002

作者序 | 黄仲昆　　男女都是复杂小宇宙　　/ 004

作者序 | LuLu　　拥有两颗心，幸福就不远！　　/ 006

Lesson 1　男女大不同，泰山与公主的婚姻课

夫妻本一体，在爱里不争对错！　　/ 002

了解彼此的差异性　　/ 004

寻求简单，找到跷跷板的平衡点　　/ 006

一个人独处和两人相处同样重要！　　/ 009

拥有共同信仰，是联紧婚姻关系的最大力量！　　/ 013

Lesson 2　泰山与公主的健身·瘦身·养身课

黄仲昆：男人，要有强健的身体！　　/ 019

简单生活，维持年轻活力的秘诀！　　/ 020

甩开大肚腩，改变体形并不难！　　/ 022

我的身材不是健身房练出来的！　　/ 024

LuLu：女人，要懂得爱自己！ / 029

学习创造幸福的命运！ / 030

爱自己，才能散发美丽魅力！ / 034

LuLu老师的回春术，锁住年龄的秘密！ / 037

每天都要做的12招回春瑜伽 / 038

一　仰望式　　　　/ 038　　二　猫式　　　　　/ 039

三　大敬拜式　　　/ 040　　四　侧伸展式　　　/ 041

五　坐姿前弯式　　/ 042　　六　坐姿侧延伸式　/ 043

七　大能勇士式一　/ 044　　八　平板式　　　　/ 045

九　桥式　　　　　/ 046　　十　站立前弯式　　/ 047

十一　大能勇士式二　/ 048　　十二　坐姿扭转式　/ 049

每日饮用足够的水，正是青春的泉源！ / 050

Lesson 3　泰山与公主的双人幸福伸展操，轻松做

双人幸福伸展操，两性关系的润滑剂 / 054

双人幸福伸展操，让柔软度和肌力达到平衡 / 056

练习双人幸福伸展操前的准备 / 059

纾压解劳的幸福伸展操 / 060

1 后背延展❶　　　/ 061　　2 后背延展❷　　/ 062

3 后背延展❸　　　/ 063　　4 大拱桥　　　　/ 064

5 舒背式　　　　　/ 065　　6 坐姿前弯　　　/ 066

7 后拉手　　　　　/ 067　　8 侧伸展　　　　/ 068

9 抱膝式　　　　　/ 069　　10 三角前后仰　/ 070

增进感情的幸福伸展操 / 071

1 调息呼吸❶ / 072　　2 调息呼吸❷ / 073

3 翅膀飞翔 / 074　　4 双喷泉 / 075

5 扭转式 / 076　　6 舒服后躺 / 077

7 双人树 / 078　　8 同心圆 / 079

9 双人桥 / 080　　10 后背包 / 081

充满情趣的幸福伸展操 / 082

1 开腿式 / 083　　2 双人金字塔 / 084

3 跪姿扭转 / 085　　4 平躺扭转 / 086

5 双人划船 / 087　　6 三角后仰 / 088

7 钟摆脚 / 089　　8 猫式 / 090

9 双人呼吸 / 091　　10 大休息式 / 092

健身效果的幸福伸展操 / 093

1 飞天勇士 / 094　　2 敬拜伸展 / 095

3 平桌式 / 096　　4 跪姿后仰 / 097

5 黄金三角 / 098　　6 平背式 / 099

7 双勇士 / 100　　8 脊椎平衡 / 101

9 双人椅 / 102　　10 仰望式 / 103

Lesson 4　泰山与公主的幸福·"性福"学

享受上帝所赐的"性福" / 106

营造充满"性致"的闺房气氛 / 109

饮食，提升身体机能 / 112

健康上菜！LuLu的美味幸福料理 / 114

健康饮食四原则，实践无负担的饮食生活 / 114

九层塔炒文蛤 / 116

九层塔煎蛋 / 117

洋葱番茄排骨汤 / 118

罗勒番茄起士 / 119

姜炒红凤菜 / 120

当归虾 / 121

咖喱虾菇 / 122

清蒸鳕鱼 / 123

迷迭香鲑鱼 / 124

双菇烩 / 125

Lesson 1

男女大不同，
泰山与公主的婚姻课

很久很久以前，上帝认为亚当独居不好，便从亚当的身体里取出一支肋骨，造了一个夏娃，人类史上第一对夫妻诞生，亚当对夏娃说："你是我的骨中骨，肉中肉！"这是历史上最真实也最动人的甜言蜜语，但亚当与夏娃从此在伊甸园过着幸福快乐的日子吗？

好像有一段时间他们真的很快乐，但悲剧从夏娃吃了禁果开始，她不只自己吃，也给亚当吃，当上帝质问他们为何吃了禁果时，亚当把错归咎于夏娃，而夏娃就把罪推给引诱她的蛇，于是上帝诅咒了蛇，要它一辈子用肚子走路，至于亚当与夏娃，上帝将他们赶出美丽的伊甸园，从此劳劳碌碌，不再是神仙伴侣，而成为俗世夫妻！

夫妻本一体，在爱里不争对错！

离开伊甸园的亚当与夏娃，开始了人间的繁殖与生养，但彼此惯于把错归咎别人的习性难以改变，因为千错万错都是别人的错，以上就是亚当夏娃的故事，但这个故事也常常在夫妻生活中上演，不是吗？

谈恋爱的时候，一切都是美好的，但婚后，经过种种的摩擦生怨，总觉得是对方的错，而我们的婚姻生活也是如此，有了孩子后，更糟！但试过所有方法，哭尽眼泪、发尽脾气，我们才发现，其实两人相处如果硬要分出个对错，那结果总是令人失望的，因为夫妻本为一体，再怎么错，都是两人的错！

因为成长背景不一样，我们花了很长的时间磨合，也从两人的相处之中，学会了包容与忍耐（虽然过程真的辛苦），特别是当两个人的个性与价值观差异极大时，若没有学习互相包容，就很难继续走下去。但忍耐也必须有技巧，两人相处，其实像过招一样，

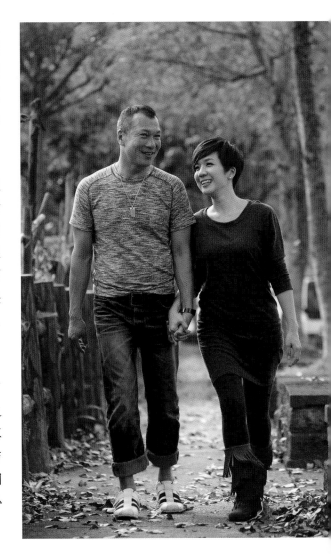

彼此一进一退，经年累月地调整，才能达到最佳的夫妻相处模式。

快快地听，慢慢地说，慢慢地动怒

婚姻关系中，倾听很重要。我们曾在夫妻恩爱成长营中，一起玩过一个游戏，两个人中间有一颗球，其中一个人先说完一句话之后，把球传给对方，接到球的人，再重复刚刚另一半说过的话，并再接着说另一句话，把球丢给对方，如此反复下去。从这个游戏中，就会发现，有时候在婚姻关系中，常常是鸡同鸭讲，表达的一方与接受的一方，根本不在同一个频率上，所以，在彼此的沟通上，必须要多一点耐性与空间给对方。

我们很喜欢圣经的一句话："快快地听，慢慢地说，慢慢地动怒。"意思是说我们必须先学习倾听跟了解，当我们可以更了解对方的意思及处境时，所说出的话会经过思考，即使要动怒，也不会任由自己的脾气而暴怒，而是倾向沟通的方式

来说话，不然我们常常会还没等对方说完话，就一股脑儿地插嘴及动怒，不仅不了解对方的意思，还会引爆彼此的怒气，这对沟通不仅没帮助，对关系反而更是一大伤害。

Michael 泰山：
"男人们，女人需要的是倾听！"

"倾听"往往是女人要的正确答案，很多次我们吵架，我总是试着去解决问题，但是后来发现，女人不习惯解决问题，哈！她们要的就是我们的关爱与倾听，所以不要先忙着解决吵架的问题，而是先解决对方的感觉，传一个关爱的简讯，送一个小礼物，绝对会比解决问题更容易而轻松！

了解彼此的差异性

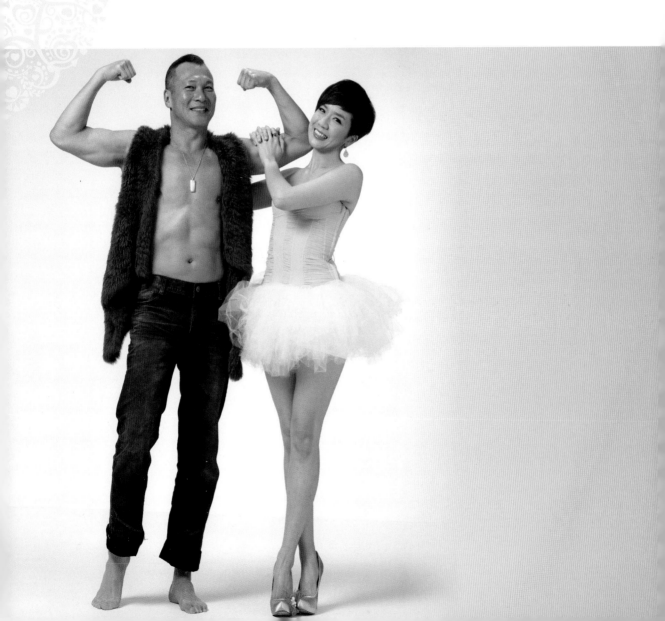

我们也曾经玩过一个游戏，先看彼此一眼，然后转过头身背对彼此，双方各自在身上做一点小变化，比如说拿掉一边耳环，然后双方再回头看彼此身上有什么不一样。每次我们玩这个游戏时就会再次证明彼此的差异性（男生普遍观察力比较弱），所以说穿了，真的男女大不同。

在婚姻关系中男性普遍会把尊严与妻子对自己的敬重摆在第一顺位，而女性则是需要被呵护与理解，所以当自己的第一顺位没有被满足时，就会觉得自己没有被爱，久而久之，关系就会失衡，因为两个没有被爱满足的人相处一起，可想而知后果是非常可怕的。

所以当我们更深入地了解彼此，并且认识彼此的差异点是什么后，就让我们更懂得忍耐与体谅，包容彼此。因为两个人是不一样的个体，想法一定也会有所差异，不可能你想的他都知道。女人通常比较感性，可以凭感觉去认识对

方，男人却很难。很多女生常喜欢自己的另一半来猜猜自己的心思，这真的是要对方盲人摸象，越摸越糊涂。许多男生要对方的敬重时也需要多多呵护你的另一半，因为当女人感觉被爱时，就会很容易为对方付出。

LuLu公主："女人们，别再叫对方猜！"

女人总喜欢要对方猜自己心里的感觉与答案，但是请永远记住，只有在极少时刻男人会知道你心里的真正想法，所以，不如直接告诉他，你要的是什么，这永远是最快，也最省事的方法，与其要对方不停地猜，还不如拿掉自己的坚持，直截了当地告诉他吧！

寻求简单，找到跷跷板的平衡点

许多朋友都觉得，我们两个人除了相差17岁外，彼此差异性实在太大，对我们的婚姻，也抱着观望的态度。确实，我们曾经历一阵子磨合期，但幸运的是，我们都有强烈想战胜魔鬼的心，绝不让负面思考停留在心里太久。还有一点也很重要，就是我们都拥有"小孩般的心"，如果观察小孩跟小孩相处，你会发现小孩有几个特点：

一、小孩不太记仇，今天大吵一架，明天忘得一干二净。

二、小孩心里不藏私，勇于表达自己。

三、有什么事，睡了再说。

要回归到小孩般的"简单"确实不太容易，但在夫妻之间，如果能保持这份简单，就能减少许多压力与情绪。

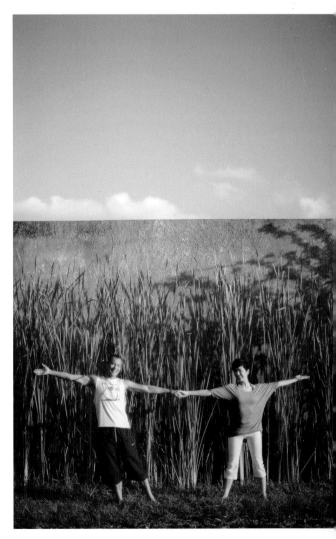

学习单纯与简单

日常生活中，我们追求简单的快乐，简单的食物，简单的生活，例如全家一起穿着夹脚拖鞋逛夜市，就觉得好轻松、好开心；周末待在山上，光是野餐一天也觉得快乐，最重要的是，一家人可以在一起，珍惜相处的时光。

不过，在平实开心的生活下，很多时候还是会有意见不同，需要妥协磨合的地方。每个人都是独立的个体，拥有不同的人生经验与背景，要将两个不同个体的人放在同一个空间生活，本就是一件不容易的事，但若能保持心态的单纯与简单，就能保有健康的关系，只要关系是健康的，即使有磨擦，也能携手度过。

夫妻相处，就像双人瑜伽

夫妻相处，像练习双人瑜伽一样，必须同进退。在练习瑜伽动作中，彼此学习如何信任对方，把自己交给对方，以及如何给对方刚好的力量。

还记得我们刚开始练习双人瑜伽时，常常一个动作还没做完，就不欢而散。因为我说我对，他说他对，两个人争执半天，也讨论不出一个结果；后来发现，两个人练习不是靠说，而是要靠感觉，只要跟着感觉，就能持续下去。虽然双人瑜伽只是一个练习，但在实际生活中，不也是如此吗？我们常常喜欢评论及纠正对方，但这是两人关系中最大的致命伤，因为一有论断，就无法沟通。

男人与女人本来就是不一样的，不要将自己的想法加诸对方身上。我们从结婚到现在，不断学习"不批评论断对方"，学习信任你的另一半，相信他也会觉得倍感尊重。

Michael 泰山：
"男人们，女人心最想要安全感！"

　　女人的第一顺位永远是情感上的安全感，不要以为钱或物质能完全满足她，只有你完全的爱与照顾才能满足她，所以绝对不要让你爱与爱你的女人居次位，这绝对是两人关系中最大的伤害。

LuLu公主：
"女人们，上床睡前放轻松！"

　　婚姻关系中，睡觉前的那段时间，对夫妻而言是最重要的时刻。睡前，面对的是最没有武装的彼此，是最亲密的时刻。我们发现，睡前最好不要沟通重要的事，否则，很容易会吵架，最好是放松地聊天，享受两人的时光，放松地入睡。重要的事，就隔天早上再讨论吧！

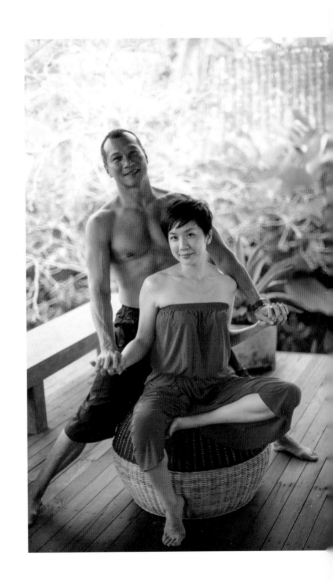

一个人独处和两人相处同样重要！

男人需要独处的空间，但很多时候，女人们因为不信任男人，或无法理解男人的需求，所以不愿意让男人有时间与空间自己独处。当女人不让男人独处时，他们反而会更想要，也更需要时间来独处。

试着给男人多一点独处的时间吧！

其实男性的脑子里，有很多小盒子，其中有一个是"Nothing Box"，也就是空空如也、什么都没有的盒子。简单地说，男人需要放空，这点也是我从夫妻恩爱营中学习到的。当夫妻营的老师这么一说，只见满满一屋子男人点头如捣蒜，相当认同。女人往往有共同的经验，当她们在跟男人讲话时，他们完全没有反应，这就是男人放空的时候，也是男女之间的差别。在这个Nothing Box里，没有装任何东西，男人就是让它打开，在里面发呆而已，很可爱吧！

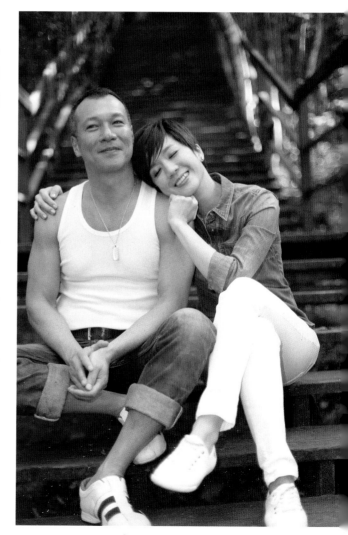

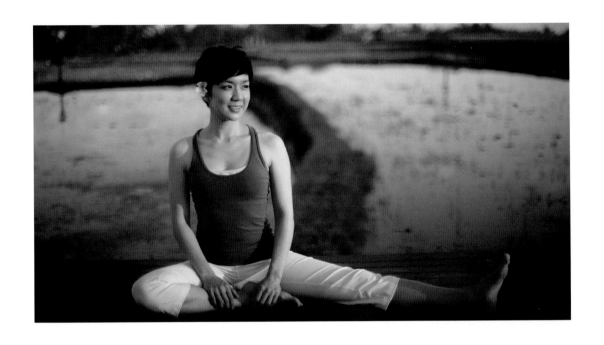

所以在我们的关系中，给彼此空间是很重要的一件事，我们常常笑自己，一个是泰山，需要常常回山里打猎，一个是公主，必须定时回城堡休息，当我们了解彼此的差异时，也就会希望对方能在自己独处的空间里好好享受。

LuLu公主："女人们，永远记得赞美他！而且要加倍！"

男人有全世界最孤单的担子，因为他必须要有独自一人担起家计的能力，也许你也有能力养家，但男人还是觉得这是他的责任，所以，他会拼命地去完成他的责任。我们则给予鼓励与肯定，妻子的肯定，永远是丈夫最大的动力来源，所以要不断赞美他，而且要加倍地赞美喔！

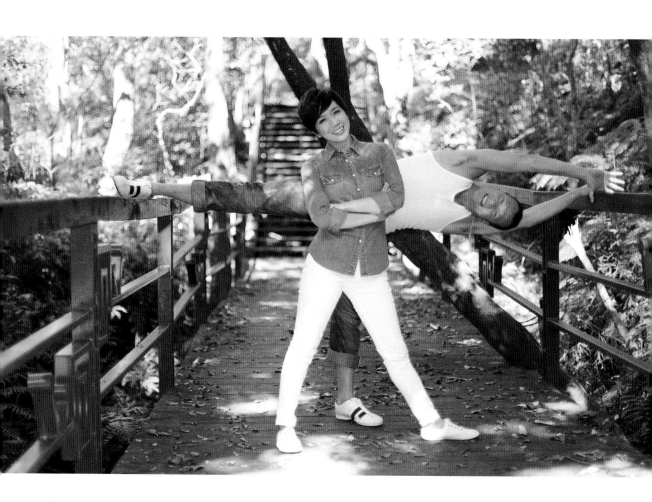

完全的信任，正是婚姻的筹码

相信在很多人的婚姻中，要做到完全信任真的不容易。所谓的信任，并不是只有情感与忠贞的信任，而是凡事信任，信任你的另一半，也就是在为另一半打气，也等于在告诉他或她："你做得很好。"

在爱的关系中，必须先做到信任，才能有能力包容，不瞒大家，在我们的婚姻关系中，要彼此信任真的很难做到，因为差异性大，所以做事情的方法也大大不同，一个很急性子，一个爱迟到，一个重细节，一个讲求大方向，哈哈！两个凑在一起，不吵架也难！

但在磨合当中，我们也渐渐发现，如果能把这种互补的模式在两人关系中发挥其益处，那就凡事完美了，所以不要把对方与自己的相异之处当成是坏事，有时候放手试试看对方的方法，试着去信任他，也许会有意想不到的好结果，所以在婚姻里，能信任与放手，是两个人的福气，也会是一家人的福气。

LuLu公主："别只当女人家，要当个艺术家！"

女人要懂得做个艺术家。很多女人回到家里之后，就变成"女人家"而非"艺术家"，女人在家庭生活中，要适时地表现出艺术家的那一面，不要把家当作是一个职场，而是要像在画布上面作画一样。我非常喜欢在家里做家事，喜欢洗好的衣服晒干的感觉与香味；上超市看到新鲜的鱼，就会想买回家烹煮。

对我而言，下厨做菜像是一种创作，当你乐在其中、享受其中，就不会觉得是一项义务工作；逛市场好玩，买两件一百元的小朋友内裤都是乐趣，女人要培养自己成为生活艺术家，而不要将自己搞得很忙乱、忙得灰头土脸。女人的天命是被呵护的，但同时又被赋予养育、生育的职责，在生活当中找到平衡点，懂得享受这一切，才不会有所抱怨。

拥有共同信仰，
是联紧婚姻关系的最大力量！

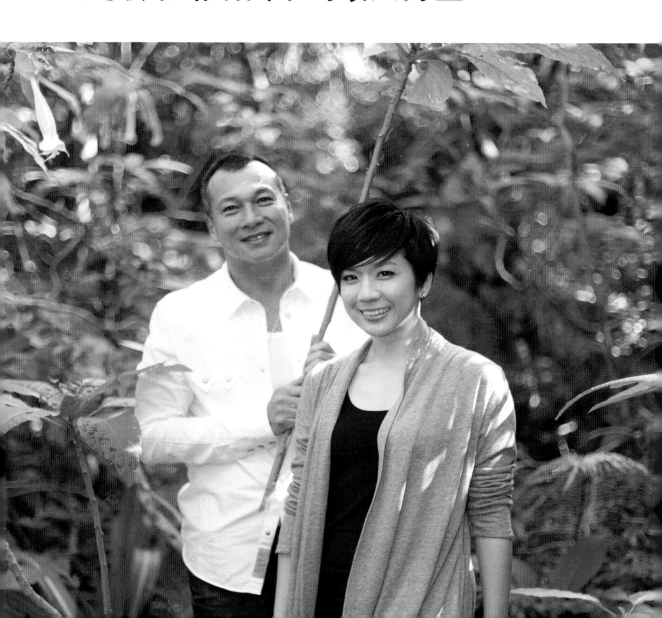

我们婚礼时，有一首歌很感人，歌词是这样：

小小两个环，圈住我和你；就从今天起，主里相合一。

小小两个环，圈住我和你；就在基督里，让主爱显明。

爱情不是口里的甜蜜，爱情不求自己的欢喜，

爱是接纳全都的你，爱是忘记受伤的回忆。

我们常彼此开玩笑地说："我们两人之间有第三者，上帝就是那个第三者。"每次吵架时，我们都会各自回房，一来是不想看到对方，二来是各自找上帝理论去。说来也奇怪，每次吵到快离婚时，上帝总有办法让我们再重修旧好。我们都相信，是上帝的爱融化我们，这也是信仰宝贵的地方；我们也都相信，信仰跟宗教不一样，宗教有许多的教条限制你，但信仰能让你有力量去爱对方。相信结婚多年的夫妻都知道，日子一久，两人的爱情也容易变成亲情。这不是坏事，但若可以一直保有爱情，那不是很好吗？所以每次的磨合，都是一次挑战，如果能从信仰找到力量，找到重新爱对方的动力，婚姻就能长久而幸福！

检视自己，原谅对方

我相信很多人的婚姻都正在努力的道路中，吵吵闹闹，相处一个屋檐下，真是难受啊！我们也有吵翻天的时候，但仔细想想，都是为了生活小事，例如花盆如何

摆，要不要开窗等等这类小事，但其实夫妻之间，就是小事吵不停，大事难平复，如果能不吵，那就天下太平了，但往往就是小事容易激怒彼此。

认识我们夫妻的朋友都知道，我们是差异性极大的一对，我们原生家庭差异大，个性天南地北，连体质也一热一冷，光是要不要开窗这件事就能让我们吵上一阵子，而且婚后一堆问题都跑出来了，不要说同床异梦，就连同桌都不想直视对方，说到这儿，相信很多夫妻会觉得很熟悉呀！

改变自己，原谅彼此，才能受到最完美的祝福

其实天底下真无新鲜事，夫妻之间真就是这么回事，一个往东，一个往西，每天感觉都在拉锯，永远有跨不完的栅栏跟挑战。过不去的，就说下一个会更好，但往往遇到的还是老问题，常常旧的没解决，新的问题也跑出来，最后只能说是自己倒霉！所以，天下所有离婚的人都说自己"遇人不淑"，但却很少能检讨自己。总之，婚姻不幸福的人总觉得自己是受害者，却不知道其实对方也是受害者，所以，不要只是觉得别人对不起你，也要想想自己是否需要改进。

相信许多夫妻也跟我们一样，常常吵吵闹闹，但人生短短几十年，能幸福一辈子是最有福气的事，也唯有愿意改变自己，原谅对方，才能享受到最完美的福气。

Michael 泰山: 与LuLu公主吵架时的祷告词

神啊！我真的快受不了我身边的这一位，你要我们彼此相爱，但我看到她就讨厌。愿你赐给我重新爱她的力量，让我们能找回起初的爱。阿门！

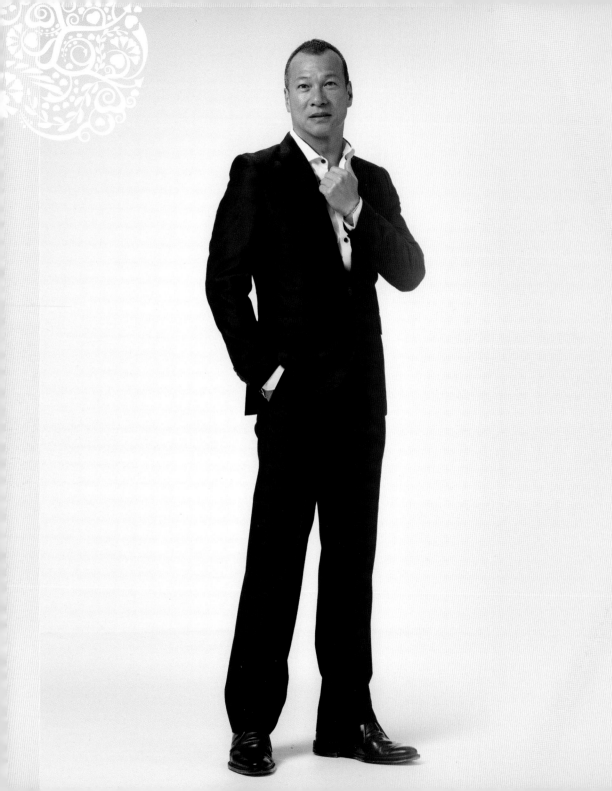

Lesson 2

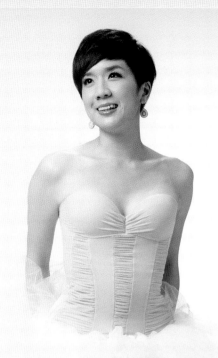

泰山与公主的
健身·瘦身·养身课

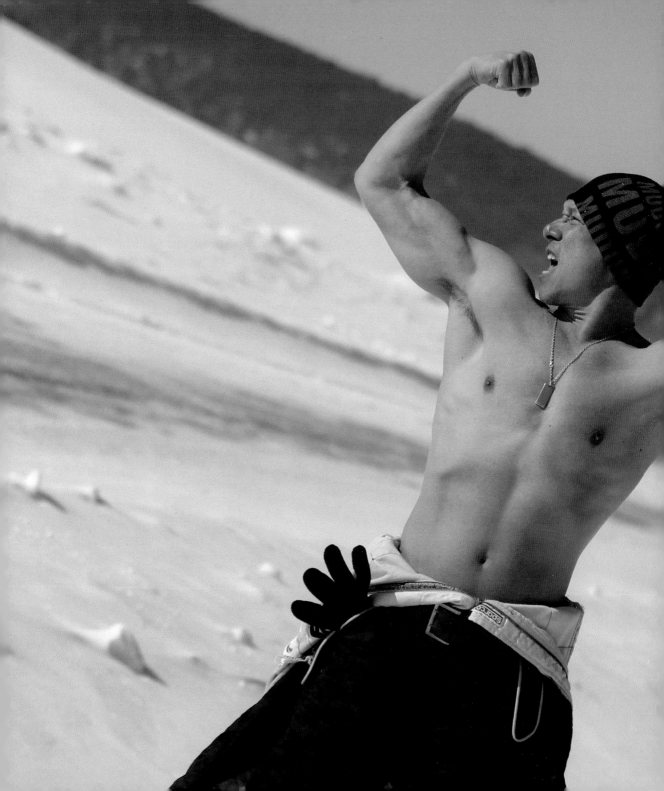

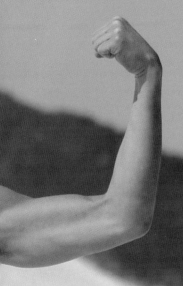

黄仲昆：男人，
要有强健的身体！

"简单生活，是我维持年轻活力的秘诀。维持规律健康的生活，似乎让我看起来比实际年龄年轻、有活力。"

简单生活，
维持年轻活力的秘诀！

"简单生活"，是我维持年轻活力的秘诀。

因为以前长期接拍没日没夜的八点档连续剧的关系，让我很难过着正常规律的生活。后来因为乐乐（我和LuLu爱的结晶）的诞生，让我重新审视了自己的工作、生活、健康，毕竟要有健康的身体，才能好好地伴随小孩成长，所以我开始调整了生活形态，回归到最简单的生活，这样的改变，也让我活得更年轻，更有活力！

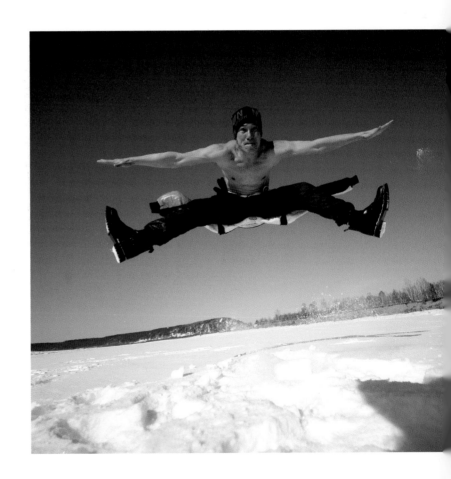

找回三种简单，让你重返年轻

一、活得简单

以前年轻时，喜欢和朋友聚会，喝完一场又一场，现在对那样的生活，反而觉得空虚、没什么意义。现在，我们全家的生活作息很有规律，每天大概六点多就起床，起床的第一件事，就是先空腹喝500mL的温水，很悠闲地看看新闻或是走到窗台喂鸟，等到LuLu和乐乐起床后，全家一起享用早餐，再带着乐乐上幼儿园。和家人的日常相处，看似平淡无奇，却能够得到大大的满足，对我而言，就是最简单的幸福。

二、心境的简单

对小朋友来说，幸福是简单的，对成年人来说，简单是幸福的！如果可以避免将事情复杂化，不管对人、对事，都可以保持单纯的心，就可以感受到简单的幸福。

三、身体的简单

要如何找回一颗简单、单纯的心，其实可以试着从身体开始，当我发现我的"四肢发达"时，我的头脑也相对的简单了，这是一个好方法！如果你希望四肢发达，就得常常开发你的四肢，我的开发方式就是常往大自然跑，当身体回归到大自然时，心灵也会跟着回归到单纯的状态。

回归最简单的保养方式

很多朋友看到我的肤质状况维持得还不错，都以为是艺人花了很多钱保养，或是有什么特殊的保养之道，其实对于保养这件事，我也是崇尚自然简单，即使拍戏，我也从不上妆，化妆师只需要帮"天生油物"的我，吸掉过多的油。

我大概从十年前开始，一有时间就喜欢往山上跑，身体习惯了干净的空气和水，在山上时都用山泉水洗澡，只要是用到自来水，我马上可以分辨出来。而且我大半辈子都只单纯用水洗澡，除非身上沾到难以用水清洗的脏污，才会使用清洁剂。

甩开大肚腩，
改变体形并不难！

我的生活方式让我的健康状态和身体体态，明显地与同年龄的人不一样。

记得有一次与高中同学聚会，当我抵达餐厅门口，与服务生说明与同学相约并请他为我带路时，他一脸疑惑，因为他无法想象里面的阿伯们竟然和我是同学。这个例子让我发现，生活方式的不同，会影响到我们的身体健康状态，还有你的身体体态。维持规律健康的生活，似乎让我看起来比实际年龄年轻、有活力。

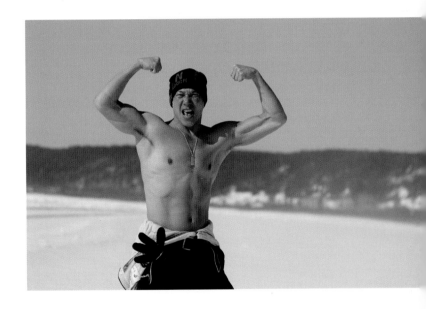

改变体形前，先改变你的观念和方法

只要方法、观念正常，就可以改变你的身材体形。不同的运动方式会影响到身材体形。跑步、爬山、游泳，各有不同的效果。我常与人分享，大家可以多留意各种运动员的身材，再选择适合的运动方式，就能更接近你的理想体形。例如，游泳选手和长跑选手的体形就完全不一样。游泳可以减重，但只能从大胖子变成小胖子，无法让小胖子变更瘦，因为在水里运动的时候，身体为了适应水中的低温会自动分泌体下脂肪御寒，所以常游泳的人通常都是大块肌、虎背熊腰。

我年轻时的身材像洛基、蓝波，就是因为当时游泳是我主要的运动方式；现在则大多是跑步、爬山，因此身材改变了。十年前和十年后的现在，我发现自己的体力变得更好了。我现在的状态跟一年前的体重落差最大到十五公斤，腰围从37寸瘦到27寸，体形从健壮的大块头蓝波变成精实的李小龙。

利用运动，赶走疲劳

我很难想象没有运动习惯的人是怎么生活的；而没有运动习惯的人看我的生活，也常会困惑地问我："你都已经这么累了，怎么还有时间、精力去跑步？"跑步对我而言，是一种消除疲劳的方式。生活不规律的时候，睡眠时间很少，大多数人总认为有时间时就要补充睡眠。但是我通常会通过跑步或是瑜伽静坐，来消除我的疲劳，因为在运动时，我们的脑下垂体会分泌脑内啡（endorpin）。这是和吗啡类似的成分，可以让人变得快乐、正面思考，所以适度的运动会让人愉悦、有活力。

找到自己的纾压方式

做事要成功，必须对所做的事抱以热情，我很享受我做的这些事情。很多都市人都没有运动的习惯，但我很习惯，也很喜欢，不做反而会觉得难过、不自在。我也是现代都市人，也有我自己的各种压力，通过运动我找到纾解压力的管道。如果真的没有时间跑步，我会试着寻找空间独处，例如搭车、坐捷运的时候，让自己的脑筋安静下来，让身体与心灵对话。养成习惯之后，身心自然会渐渐找到平衡。

我的身材　不是健身房练出来的！

一般大多的都市人，会选择健身房作为运动的地方，不过，我从来不去健身房，我的身材也不是靠健身器材练出来的。这点让很多人都很惊讶！

不上健身房，也能维持好身材的四个运动

从小我就喜欢往山里跑，还有"泰山妄想症"。小时候，很向往《汤姆历险记》的生活，幻想自己背着小背包逃课去山林里探险。那时候常和表哥两人一起在阳明山的小溪、小径探险。没想到喜爱野外生活的泰山后来会遇到一位维多利亚公主，哈哈哈！

长大后，是校游泳队选手，当兵时是海军陆战队，所以跑步、爬山、游泳、伏地挺身、仰卧起坐……这些运动对我而言都不是问题，而且渐渐地，这些运动很自然地变成我生活的一部分。只要有空、想动时，无论清晨或傍晚、刮风下雨或出大太阳，随时随地都可以运动，并没有固定去哪，或是一定要做多久的限制。

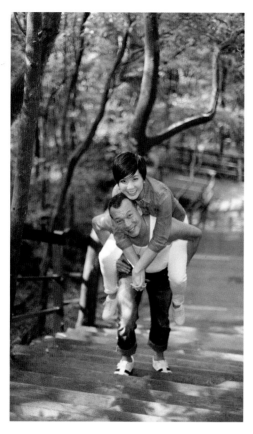

一、爬山，享受大自然的乐趣

"山自然，水自流，人自在。"这九字箴言是我的人生座右铭。

我很喜欢大自然，尤其是阳明山，当你到一个地方是让你感到舒服愉悦的，就代表那是一个和你磁场很合的地方。所以我在阳明山附近买了一片树林，盖了简单的小木屋，除了去爬山，偶尔有空就会到

那里小住一段时间，也算是完成了我渴望在大自然里生活的梦想。

只要有空，我就会往山里"跑"，从至善路往上一路跑5公里的上坡路到风柜嘴。到了风柜嘴就开始是下坡往万里的方向，这段路我已经跑了快十年了。大多数人都是骑车，我应该是唯一一个用双腿跑的人吧！不过到了下坡，为了避免膝盖受伤（下坡时膝盖必须承受身体七倍的重量），我就会搭好心人的便车下山。

对我而言，有益健康的健身方式是在户外，例如在森林里走一个小时，和大自然独处，与大自然对话。这时候心会感觉安静下来，头脑思绪也会变得更清楚。

二、跑步，接受身体发出的讯息

如果无法到山里跑步，我就会到大安森林公园跑个三圈，尽量远离马路旁空气不好的地方。

我最近还迷上了雨中跑步。以前可能会因为雨天无法跑步，不过前阵子收到朋友寄来的一则短语："life is not about waiting for the storm to pass away, it's about learning how to dance in the rain."（无须等待风雨过后，而是学习如何在雨中跳舞），这句话敲醒了我。跑步的时候本来

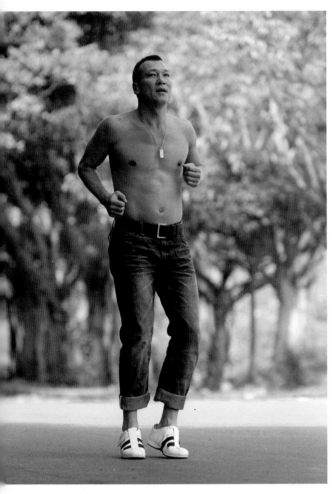

跑步，一边调整呼吸，可以清楚听到身体告诉你的讯息。我们长期生活在水泥丛林里，经常会"收讯不良"，再加上生活忙碌，平常接收了大量的杂讯，所以就会接收不到身体传达给我们的讯息。若你能将自己放在收讯良好的地方，就可以完整接收到身体发出的讯息！

三、居家健身，随时随地都能动

我每天也会找时间做300个伏地挺身、900个仰卧起坐，一次各进行100个伏地挺身加300个仰卧起坐。这样为一组，每一组进行完大概休息一分钟再进行下一组，每天要做三组。很多人听到都觉得不可思议，好像这需要很大的毅力或是觉得是种负担，不过当它成为生活的一部分时，运动就会像刷牙、吃饭一样自然。

带小孩也是我的日常运动之一。例如带乐乐去动物园逛两个钟头，他可以两个钟头都坐在我的肩膀上，很像负重训练。以我现在已经超过五十岁的年纪，若平常没有养成运动习惯，是无法在肩膀上这么久负荷一个22公斤的重量的。

四、瑜伽，让身体得到平衡

我在演艺圈已经三十年，一直都在做"娱家"，娱乐大家。

就会流汗，所以有没有下雨并没有差别，而且下雨时通常很凉快，我又是超级怕热的人，所以很喜欢在雨中跑步的感觉。"风雨生信心"，在雨中跑步也可以算是一种自我锻炼。

跑步也是和自我相处的时候，一边

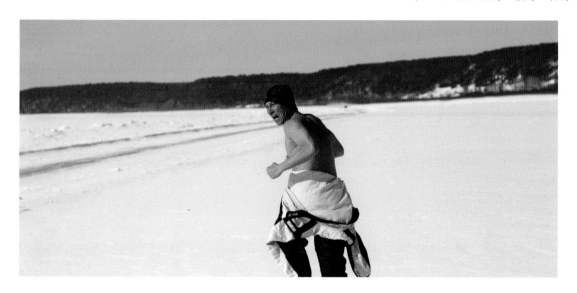

　　其实，我是认识LuLu之后才开始接触瑜伽的。尽管之前没有练过、不是很熟悉，但因为一直有运动的习惯，所以很多瑜伽动作对我而言没有太大的困难。练了瑜伽之后也才发觉，年轻时可以借由大量的健身运动，达到训练肌肉的效果，但是过了35岁，身体要用"养"的，"养身"比"健身"还要重要，过度的健身或运动，反而会让身体操劳，造成负担。

　　所以，瑜伽的练习，让我身体的柔软度和肌肉的紧实度达到平衡。在瑜伽的练习当中时，可以让短而浅的呼吸变得长而深，并能更加熟悉身体的状况，更能感受到身体哪里出现了问题，不会勉强自己去做做不到的事情。

善用网络影片，在家健身好方便!

　　现在网络资料发达，善用网络影片，在家健身运动真的简单又方便! 我自己的居家健身运动没有太大的技巧，通常会上YouTube搜寻 "6 abs workout"，就有很多示范动作可以选择。

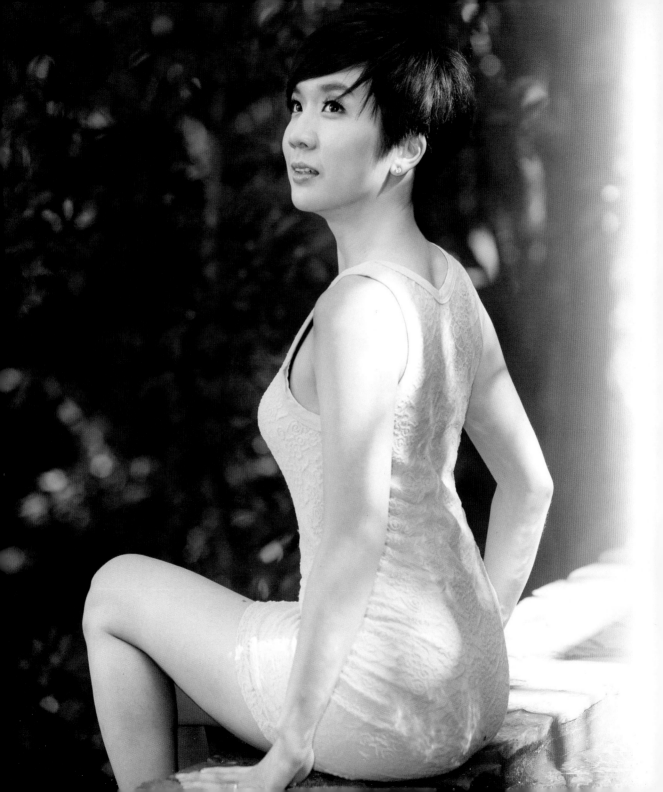

LuLu：女人，要懂得爱自己！

"唯有让自己快乐，才能让另一半开心，两人都开心了，幸福就不远了。女人的幸福有一大半是掌握在自己的手中，我常说幸福是要学习的，能让身心都平衡才是真正的幸福！"

学习创造

幸福的命运！

记得很久以前，有一部电影叫《油麻菜籽》，内容是述说女人的命运关键在于你嫁给什么样的男人。其实，以前的我，完全不能接受这样的观念，结婚后才发现，女人一半的命运，的确与婚姻有很大的关系。

但是，我相信幸福是可以创造的。唯有让自己快乐，才能让另一半开心，两人都开心了，幸福就不远了。而如何能开心就非常重要，开心的元素有很多，身体健康才能开心，心情放松才能幸福，说起来容易，但要追求，还需要点儿智慧和努力！

女人的幸福有一大半掌握在自己的手中。我常说幸福是要学习的，能让身心都平衡才是真正的幸福，所以我坚持"信仰第一，家庭第二，事业第三"的幸福法则，因为顺序对了，生活才能平衡，幸福也就离你不远啰！

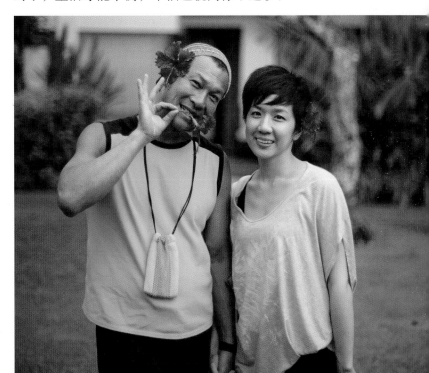

LuLu的瘦身、养身术！

女人们要学会善待自己、疼爱自己，当你变得更好时，保持身心健康时，自然能带给另一半正面的力量。我自己对于生活有几点坚持，也是我保持青春美丽的秘方，若想拥有美满幸福的生活，"健康美"是首要条件，还得兼顾生理健康与肌肉的弹性才算完美。

我常常说，女人的身体是用来"养"的，很多人误以为"养"，就是什么都不做的养着吗？其实不是，想要养身及养生是得花一些心力与努力的：

一、坚持运动

很多女生光是说着想变美、变健康，但却都不身体力行去运动，这样是不行的。其实，保持运动的女性代谢较快，皮肤状况也会比较好，常常锻炼肌肉，也能

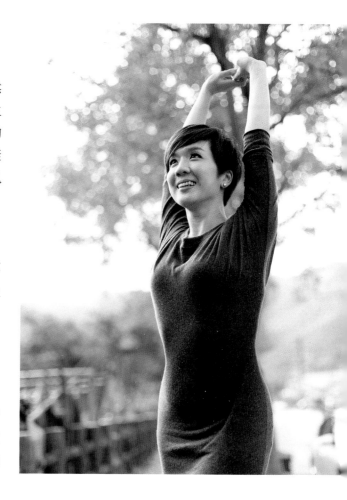

LuLu老师保持美姿的时尚健康鞋

女生们常因穿高跟鞋，导致骨盆歪斜、重心移位，还会让关节与肌肉紧绷，不知不觉可恶的萝卜腿就出现了！现在市面上出现了健康鞋的产品，特殊的设计，可以调整我们走路的重心，帮助延展我们腿部的肌肉，改善血液循环，穿着走路能让腿部线条变得更漂亮喔！

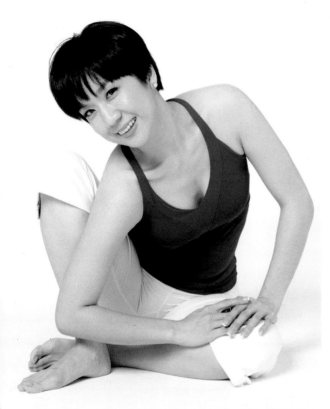

了吃得安心之外，营养价值也相对提升！

三、懂得疼爱自己

我常跟别人分享："想爱别人之前，要先懂得爱自己，因为自己所没有的，你不能给别人，唯有自己被爱满足了，才有能力爱别人。"很多女人把爱家人、爱孩子放在第一位，不懂得先照顾自己，了解自己的需求，建议你常常聆听自己的心，才会懂得如何开心独处。我爱自己的方式很多，也很简单，例如，找一家美丽的咖啡厅喝下午茶，跟好友谈心，买几种好茶细细品味，或到书店选一本好书，边看书、边吃美味甜点……我认为，聪明的女人懂得爱自己，不聪明的女人，只能每天期盼被爱！

四、荷尔蒙平衡才是王道

很多女人不知道，想要美丽、想要开心、想要身材好，都得先让身体内的荷尔蒙平衡。很多女生作息混乱，饮食不正常，造成荷尔蒙失调，别说漂亮，连健康都难以保持，如果不懂得保养身体，严重的话，更年期可是会提早到来喔！所以从年轻时，就要帮身体健康存款，才能永葆青春与活力！

让体态保持年轻，且运动时，我们的大脑会释放脑内啡，也是让人们快乐的激素！

二、重质不重量的饮食生活

我坚持食物的原味与新鲜度，且绝对不过度烹调，每次用餐也只吃八分饱，食材尽量选择经过有机认证的新鲜食材，除

女性应该要30岁左右就开始为更年期做准备，才能延长健康美丽的时间，因为女性的更年期会让雌激素减少，皮肤容易缺乏弹性与光泽，脸部肌肤容易下垂及暗沉，身材也会随着代谢变慢而走样。随时补充天然雌激素，皮肤及身材才能保持美丽健康状态，也可以运用芳香疗法来让自己回春，总之，如果能提早做准备，即使到了更年期的年纪，依然可以美丽动人，"性福"满满！

五、保持心情愉快

能让身心平衡，世间就无难事了。现代女性需要兼任的工作繁多，一边要工作，另一边要理家，常常蜡烛两头烧，身心就容易失衡，一旦失衡，负面思考就会悄悄出来，一不注意，就容易心生忧虑，甚至有情绪上的问题出现，所以适时放松自己非常重要。对我而言，祷告与信仰的力量很重要，当我伤心烦恼时，上帝的话最能安慰我，让我能在低迷的氛围中再次找到力量，也就容易突破难关，所以找到属于你自己个人信仰的力量很重要。以下是我的座右铭，分享给大家：

每次伤心时要想，即使伤心，也不能阻止我享受这世界的美好；

每次遇到困难时要想，困难不是我的敌人，灰心才是；

每次烦恼时要想，相对于宇宙，我何其渺小，所以我烦恼的事，就更小。

爱自己，才能散发美丽魅力！

有句话说得好："商人的账簿，记录收入与支出，两数相减，便是盈利；人生的账簿，记录爱人与被爱，两数相加，就是成就。"女人只要有爱的滋润，自然就会像花朵一样美丽，但是，往往我们成为找爱的人，而不是被爱的人。我相信在被爱之前，必须先懂得爱自己，因为懂得爱自己的女性，才能散发美丽魅力。真正的美丽是内外兼修、表里皆美，外在的魅力会随着岁月而递减，但从内心涌现的内在美丽，会随着时间流逝，变得更加令人惊艳。懂得开发内在魅力的女人不会依存于廉价的外表，因为她所关心的是价值（value），而不是价格（prices），所以，爱自己，要先从爱自己的本性及价值开始，在圣经中，上帝创造女人是用来帮助男人的，自然也聪明细腻，所以我们要善加运用其优点，懂得欣赏自己，自然就会创造魅力。

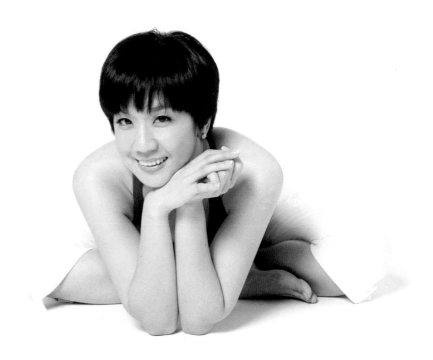

LuLu爱自己的方法

一、提升内在的力量

每个月给自己一本好书，书能让自己的心灵得到安静与安定，我最爱心灵励志与健康类书籍，可以帮助身心得到放松与调养。

二、懂得享受大自然

大自然的空气及花草树木是上帝赐给人类的最佳礼物，如果能常常享受，让身体充满自然的能量，身体自然就会更有活力。没时间到户外的话，在家"拈花惹草"也是很好的方式，我最喜欢种植香草植物，除了有天然香气外，每次看见它们被我照顾得很健康时，心里也会感到喜悦，做菜时也可以随手摘来，放进料理中，更是生活当中的小美好！

三、定期与好友相聚

女人的心事需要有倾吐的出口，好友是最佳的对象，彼此联络感情，又可以互相扶持，没事聚聚、喝茶聊天，彼此有开心的时光，也是一种幸福。

四、固定与另一半有美好性生活

这对已婚的女性是非常重要的幸福秘方，可以让荷尔蒙平衡，放松身心，有完全被爱的幸福感！

五、用精油宠爱自己

纯天然的精油有提振及滋养身心的效果，也可以纾压及放松神经，是我平衡紧张压力生活的秘方！

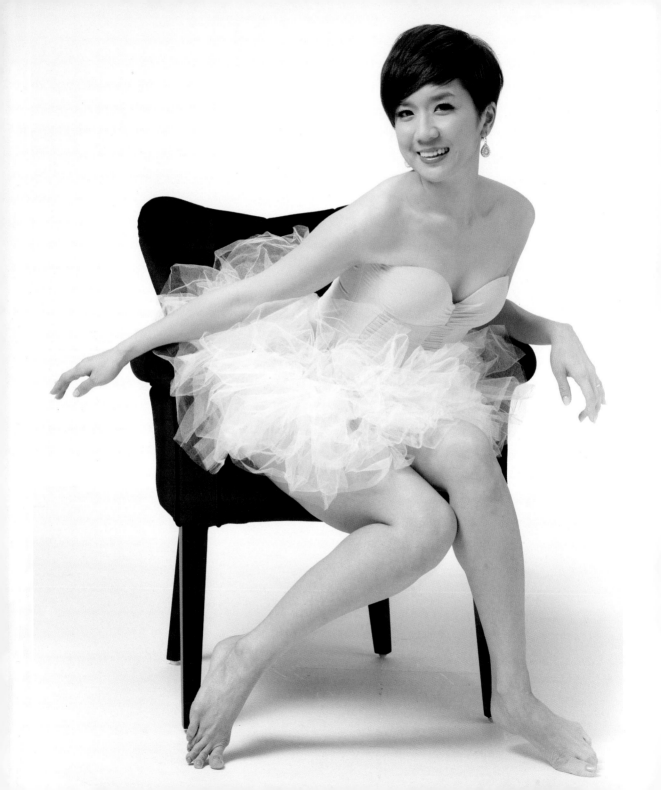

锁住年龄的秘密！LuLu老师的回春术，

很多人以为少吃、多运动就能变瘦变美，但其实站在"回春"的角度来看运动，不是每种运动都适合想要健康美的女性，因为只要过了一定的年纪，体脂肪就会升高，肌肉比也相对下降，所以，雕塑曲线的概念变得特别重要，加上现代女性事务繁忙，如果没有一些运动的技巧，很容易事倍功半。

坚持运动有秘方

建议可以每天做一些简单的动作，循序渐进，但必须是每天喔！哪怕是15分钟也好，这些动作的特性，除了能提高代谢之外，还有雕塑及回春的效果，如果能够持之以恒，你会发现体态及体力都将获得很好的改善，身体线条也日渐趋于健美柔和，且多多练习，能训练体内深层肌群，尤其是女性的骨盆底肌群，若能更加紧实，在闺房生活方面也会更幸福，许多女性的不孕都因于此，多训练骨盆底肌群，有助改善不孕体质。

每天都要做的12招回春瑜伽

■ 仰望式

幸福功效可以借由地板按摩下腹部达到刺激、活化子宫与卵巢功能，促进荷尔蒙正常，也可以紧实延展胸部肌群，预防胸部下垂，达到双重的效果。

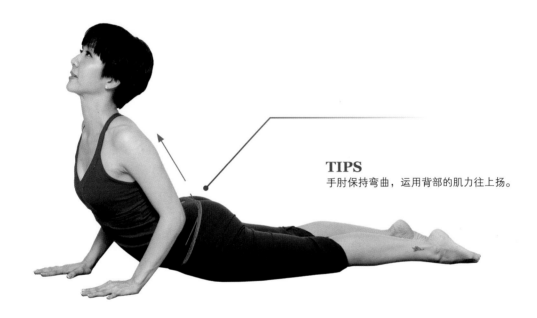

TIPS
手肘保持弯曲，运用背部的肌力往上扬。

练习步骤 ≫

❶ 身体下趴，腹部着地脸朝下，双腿伸直微微张开，手掌着地双手五指张开，手肘轻靠身体。

❷ 吸气，延长脊椎，双手撑地，头部往上、带动上半身上扬。

❸ 吐气，上半身慢慢回到地板，吸吐重复3～5次。

LuLu老师小叮咛

✦ 脊椎受伤及背部受伤者不宜。

二 猫式

幸福功效 放松骨盆肌肉群，加强血液循环、生殖系统功能，改善不孕及性冷感。

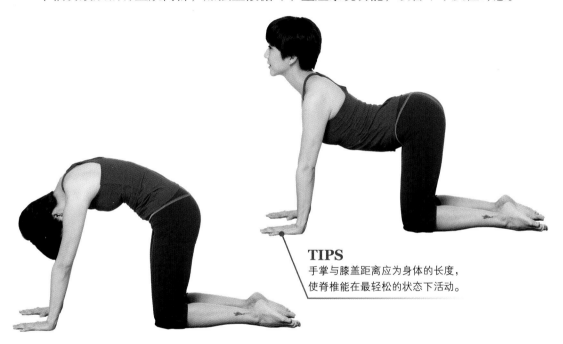

TIPS
手掌与膝盖距离应为身体的长度，
使脊椎能在最轻松的状态下活动。

练习步骤 >>

❶ 膝盖跪地，双手撑地，身体呈Π字形，吸气预备。
❷ 吐气，尾椎内卷，腹部内收，背部拱起，下巴靠近锁骨。
❸ 吸气，双手手掌心撑地，背部向前延展，眼睛看前方。
❹ 吸吐重复5~10次。

LuLu老师小叮咛

✚ 手肘关节需保持稳定与弹性，关节较松者需特别注意、勿卡死手肘处。
✚ 勿将上半身力量往下压，应将肩膀向后推开，让胸口向上提起。

三 大敬拜式

幸福功效延展小腿腓肠肌及比目鱼肌，拉长腿部肌肉线条，改善全身线条、加强血液循环，预防子宫后倾及不孕症状。

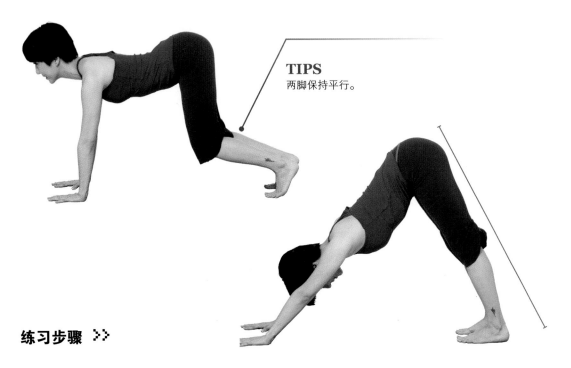

TIPS
两脚保持平行。

练习步骤 >>

❶ 猫式预备，吐气，膝盖离开地板，先让膝盖保持一点弯曲，后脚跟离地，延伸你的小背（尾骨到腰之间），坐骨往天花板延伸，双脚保持平行。

❷ 吐气，双脚大腿往后推，后脚跟放到地上伸直膝盖，拉长腿部肌肉而不是用力顶住膝盖。

❸ 手臂往前延伸带动腰部以上的背部肌肉，延展头部、颈部、手臂、肩膀及背部，坐骨往天花板延伸，使上半身保持一直线，停留10秒。

LuLu老师小叮咛

✚ 孕妇不宜。
✚ 有高血压及头痛症状的人必须使用瑜伽枕支撑头部。

四 侧伸展式

幸福功效消除腰部赘肉，美化腰部及臀部线条，改善呼吸及消化系统，增强脊椎弹性，也可以扩胸及刺激乳腺，达到丰胸效果。

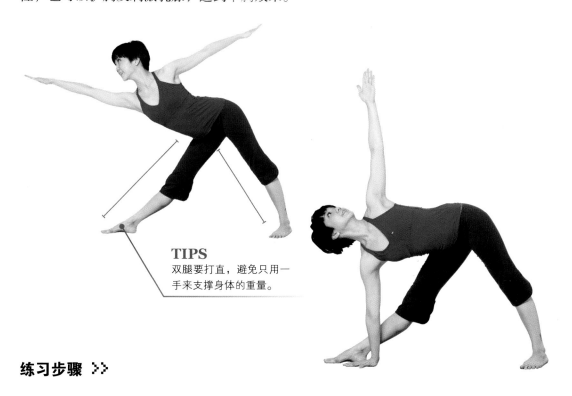

TIPS
双腿要打直，避免只用一手来支撑身体的重量。

练习步骤 >>

❶ 双腿打开，右脚板往右转开90度，左脚板向右转动60度。

❷ 吸气，脊椎往上拉长。右手碰到地板，手掌撑地。初学者可以右手掌抓住右小腿或以瑜伽砖辅助，左手往上延展，将左侧腰肌肉延展开来，保持呼吸，维持姿势10~20秒。

❸ 吸气，回到预备位置后，再换边。

LuLu老师小叮咛

✦ 颈部受伤者头部可保持在正前方。头部、颈部和脊椎应在同一平面上，胸口及骨盘应尽量往前打开。

五 坐姿前弯式

幸福功效 美化双腿线条，舒缓坐骨神经疼痛，改善因劳累而造成的腰酸背痛。

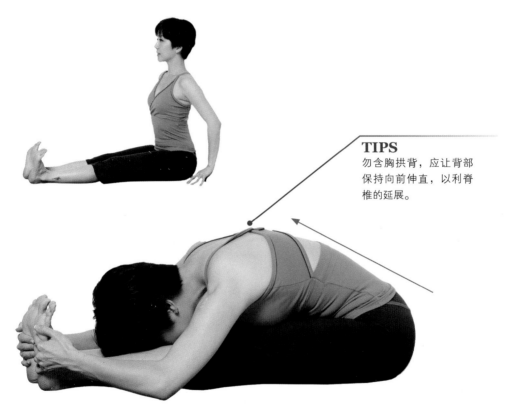

TIPS
勿含胸拱背，应让背部
保持向前伸直，以利脊
椎的延展。

练习步骤 >>

❶ 臀部坐地，双腿向前伸直，背部往上延伸，双手撑地，吸气预备。

❷ 吐气，身体往前延展，腹部内收，双脚脚板后勾，双手抓住脚尖，保持5次呼吸。

LuLu老师小叮咛

✦ 初学者，可使用瑜伽绳或毛巾辅助。
✦ 膝盖勿外翻或内扣，让双膝保持朝上，以维持关节的稳定。

六 坐姿侧延伸式

幸福功效修饰腰部及腿部线条，按摩腹部内脏，扩展胸腔，手部向上延展时，可以刺激淋巴与胸腺。

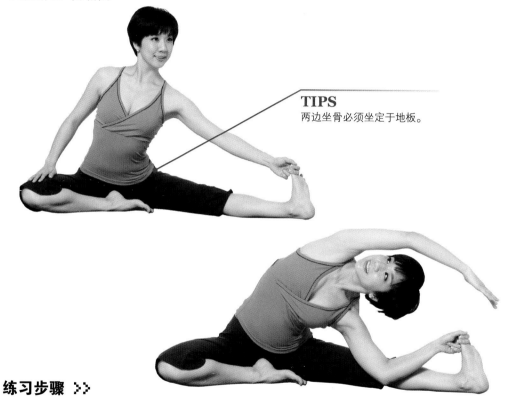

TIPS
两边坐骨必须坐定于地板。

练习步骤 >>

❶ 坐姿，左腿向外打开伸直，脚板勾起，膝盖向上，右腿弯曲，后脚跟靠近耻骨，拉长脊椎，背部挺直。

❷ 吸气，右手带动身体往左侧延展，左手抓住左脚趾，保持胸口打开向上提，眼看上方，运用肋骨呼吸，保持5～10次呼吸后，吸气，身体回正，再换边。

LuLu老师小叮咛

✚ 胸腔必须打开，保持呼吸。

七 大能勇士式一

幸福功效加强大腿和背部的力量。消除大腿内侧及臀部赘肉。美化胸部及背部线条。

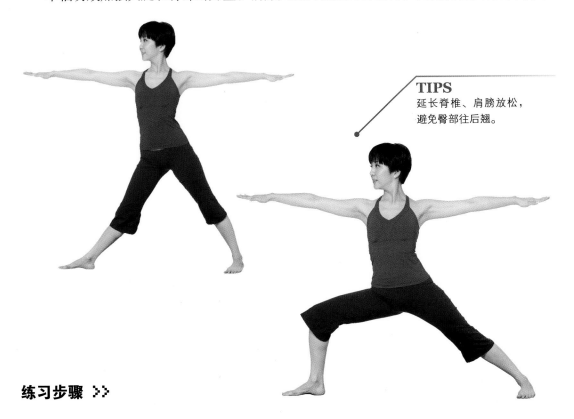

TIPS
延长脊椎、肩膀放松，
避免臀部往后翘。

练习步骤 >>

❶ 双腿往侧边打开约一腿长度，右脚板往右转动90度，左脚板往右转动60度，让骨盆两边高度保持一致。

❷ 吐气，右腿弯曲90度，使大腿与地板平行（可依自己的重心调整两脚之间的宽度）。

❸ 头向右转，保持呼吸，停留10～30秒。再换边。

LuLu老师小叮咛

✛ 后腿膝盖伸直，前腿膝盖和脚尖对齐成一直线，避免膝盖受伤。

✛ 前后脚力量平均，避免将重量完全放在前腿膝盖上。

八 平板式

幸福功效此动作可强力加强全身的新陈代谢，适合手脚冰冷、下腹突出及子宫寒冷的女性。

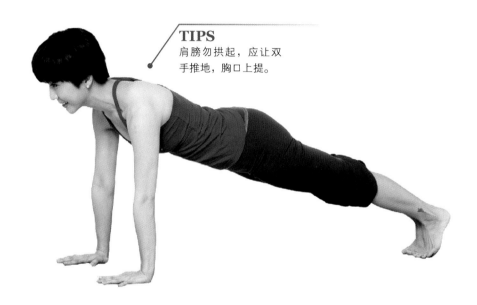

TIPS
肩膀勿拱起，应让双手推地，胸口上提。

练习步骤 >>

❶猫式预备，呈四足跪姿。

❷双手向下伸直稳定撑地，双腿向后伸直，脚趾触地。胸口开阔，眼看地面；以腹部与腰部为中心点，身体呈一直线，保持5个呼吸。

LuLu老师小叮咛

✚ 避免将重心放在腰部，造成折腰。尽可能将力量放在腹部及腰部上。身体没有塌陷或拱起，从头顶到脚跟应呈一斜直线。

九 桥式

幸福功效伸展胸腔及腹部，强健消化系统。强化背部，舒缓背痛问题。减轻经痛及妇女更年期症状。消除双脚疲劳，防止静脉曲张。紧实臀大肌及骨盆底肌群，改善性冷感。

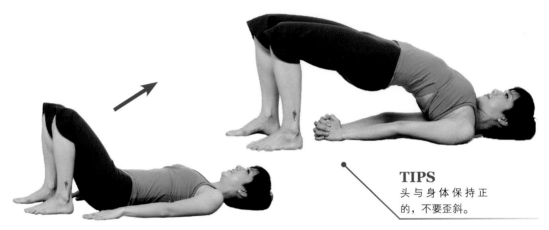

TIPS
头与身体保持正
的，不要歪斜。

练习步骤 >>

❶ 上半身平躺于地面，双腿膝盖弯曲，两脚打开约与骨盆同宽，脚板平行并平贴地板，双手手心贴地，脚板与身体的距离以手指微微碰到后脚跟为准。

❷ 吸气，将臀部往上提起，直到背部完全离地成拱形，肩膀抵住地面；头部保持在中间，不歪斜。

❸ 保持呼吸，再一次吸气时，将肩膀往脚的方向移动，稍微缩短肩膀与脚的距离；双手在身体下方互握，两手手肘伸直平贴在地面，并往脚的方向延伸，吸气时再将臀部夹紧往上，并尽量让锁骨靠近下巴。保持5～10次呼吸。

❹ 吐气，双手慢慢解开，再回到预备位置。

LuLu老师小叮咛

➕ 大腿与脚板需保持平行，不要外八也不要内八；膝盖也不要超过脚趾头。
➕ 背部要离地，肩膀不可离地。
➕ 保持呼吸，千万不要憋气。

十 站立前弯式

幸福功效缓和压力、稳定精神、降低疲惫感、提振精神，改善头痛及失眠的症状。舒缓女性更年期的不适症状。改善胃胀气及消化系统不适症状。练习时也可以延展臀部到大小腿间的后侧肌肉，美化腿部线条。

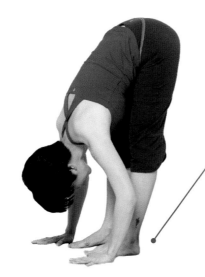

TIPS
两脚脚板要平行，身体
重心不要偏向一边。

练习步骤 >>

❶站立预备，吐气，慢慢从髋关节弯曲往前（不是后腰部），延伸上半身，特别是从耻骨到上胸之间，肋骨往内收并保持背部平坦。膝盖尽可能地伸直，手掌或指尖尽可能地碰到脚趾头前方地板。如果手指尖无法碰地，两手交叉抱住手肘，双脚往地板下扎根，坐骨往天花板方向延伸，大腿内侧往内旋转向耻骨方向延伸。

❷在这个动作停留并保持呼吸，每一次吸气延伸你的上半身，每一次吐气让上半身更往前弯下，停留5～10次呼吸。

❸吸气，延伸上半身尾骨往下推，上半身不断延伸往上回到站立姿势。

LuLu老师小叮咛

✦ 初学者柔软度不足时，可利用瑜伽砖辅助或者是弯曲双腿，以达到上半身放松的功效。
✦ 下弯时，要尽量将腹部贴紧大腿，以避免产生背部拱起，导致背部肌肉紧张，严重者会引起背部疼痛。

十一 大能勇士式二

幸福功效消除下半身及腿部浮肿及赘肉，加强全身淋巴排毒、稳定肌肉群，常常练习可以紧实臀部肌肉，预防臀部下垂。

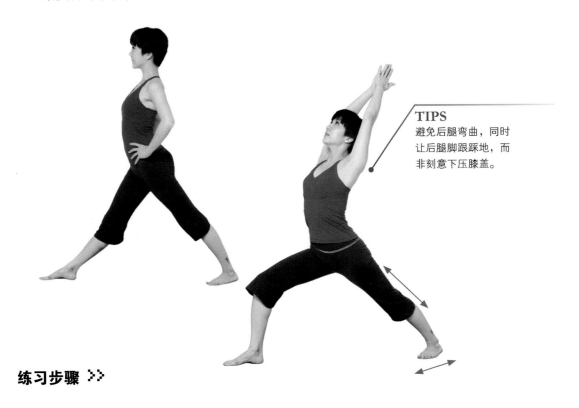

TIPS
避免后腿弯曲，同时让后腿脚跟踩地，而非刻意下压膝盖。

练习步骤 >>

❶ 双腿张开宽度约为一条腿长的距离，右脚趾尖朝前，左脚板内扣45度，骨盆朝向前方。

❷ 吐气，右腿弯曲；双手越过头顶向上伸直，眼看上方；尾椎内卷，腹部上提，保持5次呼吸后换边。

LuLu老师小叮咛

➕ 弯曲腿的膝盖勿内扣，这样会使踝关节与膝关节受损。
➕ 避免翘臀及肋骨向前推，应让腹部与下背部延伸，保持脊椎自然的曲线。

十二 坐姿扭转式

幸福功效延展腹斜肌，稳定腰椎、美化线条，也可以活化脊椎，适合久坐或久站的族群。

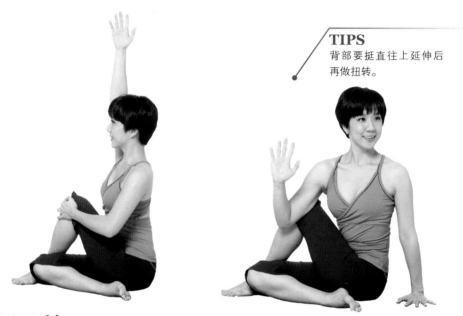

TIPS
背部要挺直往上延伸后
再做扭转。

练习步骤 >>

❶ 背部挺直，左腿弯曲跨过右腿，尽量让左脚脚板平贴在地面，右腿弯曲。

❷ 吸气，右手伸直往上延伸，背部也往上提，将右手手肘放于左膝盖外侧，左手手掌放于身后并平贴于地面。

❸ 吐气，上半身从腰部往左边扭转，头转向左边，下巴对齐左肩，右手肘可微推左腿膝盖辅助，让身体往左边再扭转多一些，停留5~10次呼吸。

❹ 吸气，右手伸直往上延伸，上半身顺势转回中间，再换边。

LuLu老师小叮咛

✚ 孕妇不宜做此动作。

正是青春的泉源！每日饮用足够的水，

"水"，在人体里所扮演的角色相当重要，人体有70%是由水组成，因此我们平日必须每天饮用足够的水，才能维持体内的血液、淋巴、尿液、胃肠、呼吸，能和气顺畅地流动，同时维持良好的新陈代谢。

所以，在我们家，喝水可是一件大事喔！每天早晨一醒来，我们就会彼此督促喝水这件大事，泰山叫我喝、我要乐乐喝、乐乐也会盯着爸爸喝，因为早晨的这一杯水，能帮助代谢排毒，同时也能改善便秘的问题。而且，我们家严禁所有含糖饮料及汽水，因为若以这些饮品取代纯水，将会大大地影响代谢及健康。我们家也十分坚持一定要喝好水，因为补充足够且质佳的水，就能常葆青春，所以我们常常说自己每天一早就饮用青春之泉，真的不青春也难！

黄金喝水时段

喝水也有黄金时段，喝对了，效果可不止加倍哦！

好水，补充一夜水分。

最后小叮咛，避免喝冰水，尽量以常温或温水为主，这样才能有效促进代谢喔！

第一时段：早晨起床后喝250mL好水，帮助身体排毒，加速循环。

第二时段：工作前喝250mL好水镇定精神。

第三时段：早上11:00喝250mL好水，放松情绪，补充水分。

第四时段：午餐后半小时喝250mL好水，促进消化。

第五时段：下午3:00喝250mL好水，振奋精神。

第六时段：下午6:00喝250mL好水，消除疲劳。

第七时段：晚餐前喝250mL好水，避免过度进食。

第八时段：睡前一小时前喝250mL好水。

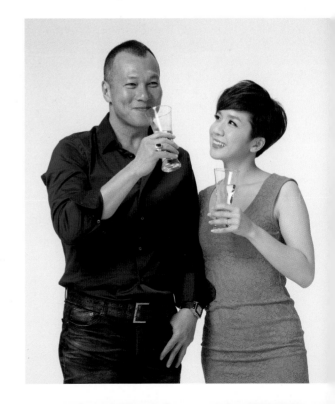

干净饮水，人体健康的重要关键

一般人判断水的优劣，总是以"水"喝起来有没有消毒水的味道，作为水品质好坏的依据，因为这可以很容易在喝的时候去感觉到，但，一些无法轻易察觉的有害物质，例如重金属、酸性离子，都会广泛地被溶入水中，却是你我都无法简单就喝出的坏东西。

地球上的自然水源，多年来受到农业、工业、畜牧业、家庭废水等各方面的多重污染，这些污染，在自然界中不断地循环，导致看似很单纯的"水"中，往往含有难以想象、超过数千种的化学污染物与致病源，这也是自来水厂为何必须在水源中加入氯、借以除去水中的细菌和微生物的原因，但更可怕的是，含氯的自来水与水中的有机物质结合，可能会转变成致癌物，长期饮用恐导致人体器官病变；加上自来水经由各种管道输送到每家每户，不洁管道里暗藏了铁锈、杂质、病菌等，造成水质二度污染，可见日常用水有多么轻易就被污染，致使现代人文明病产生。改变日常习惯，开始饮用质佳的水，正是刻不容缓的。

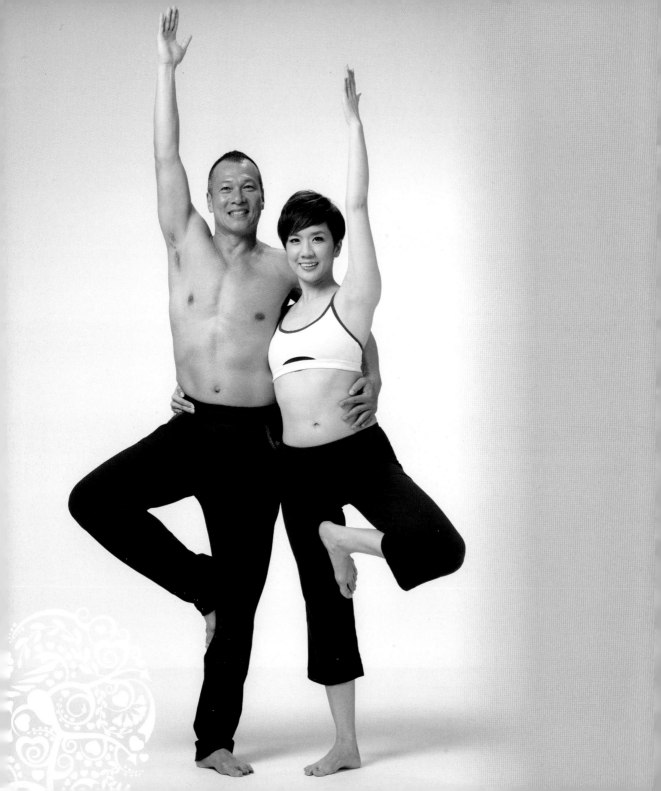

泰山与公主的
双人幸福伸展操，轻松做

双人幸福伸展操，
两性关系的润滑剂

东方人止乎于礼，比较少有肢体上的互动。我们上一代的长辈大多不习惯拥抱、亲吻，或做一些比较亲密的动作，总会感到害羞、难为情。对西方人而言，肢体的交流、互动却是稀松平常的事。其实，透过肢体接触，可以增加亲密感，也是人与人关系中非常大的一种助力，尤其在夫妻关系中，肢体的交流触碰，是提升情感的重要关键，而双人幸福伸展操的练习，就是增进两人情感很好的媒介！

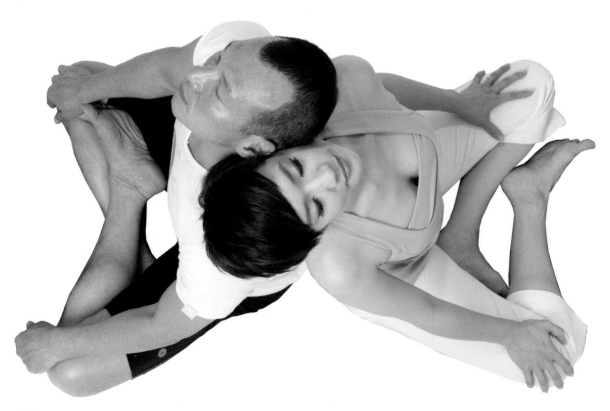

借助双人幸福伸展操，提升两人的关系

幸福伸展操并不只是单纯的瑜伽体位法练习，比较像是小时候我们在玩的肢体互动游戏，只要两个人在同一个时间、有同样的运动目标，造成两人肢体上的互动与交流，就是双人幸福伸展操。双人幸福伸展操的练习并不只限于夫妻或情侣之间，两个朋友也可以一起练习。

幸福伸展操除了是一种运动方式，更重要的是透过肢体的接触达到身心合一，享受当下，倾听彼此的呼吸，去关爱对方，这是最宝贵的地方。人透过肢体的碰触之后，关系一定会有所增进与改善。希望大家借助幸福伸展操的练习，来增进彼此间的互动，让感情加温。

我们所设计的伸展操动作，并不全都是瑜伽体位法，还加入一些简单、两人可以一起做的有趣的肢体运动，只要以放松的心情，放心地将自己交给对方即可，相信就能慢慢体会到双人幸福伸展操的乐趣！

借由肢体互动，让两"性"关系升温

夫妻之间一直保持着肢体的接触是必要且重要的，曾经有朋友质疑，为什么婚姻关系中一定要讲到性，性真的那么重要吗？我们结婚后发现，性真的是夫妻关系中很重要的一环。如果两个人没有常常维持这层关系的话，爱情就容易降温！

夫妻之间相处久了，一定会有摩擦，如果少了肢体的互动时，时间一久就会觉得他是他、我是我，那么就会变成两个不相干的个体，而演变成一种习惯时，两人就会渐行渐远。所以，双人幸福伸展操的练习，借助两人共同的运动与接触，一定能让关系更加亲密！

双人幸福伸展操，
让柔软度和肌力达到平衡

人的身体要平衡，不能柔软度很好却没有肌力，也不能只拥有肌力但柔软度不佳。通常我们会希望柔软度和肌力是平衡的，这样对一个人的健康和肌肉弹性度而言是最佳的状态。双人幸福伸展操练习的目的就是希望达到这样的效果。

肌肉僵硬的人与肌肉柔软的人一起练习，在进行某些拉筋动作时会有些难度，所以在双人幸福伸展操的练习中，并不全都是拉筋伸展的动作，还会搭配一些肌力训练来达到两人身体的健康与平衡。过程中两个人的互相配合很重要，柔软度好的人可以帮助柔软度不好的人，肌力强的人可以帮助肌力较弱的人，彼此合作与帮助，就会让练习更加顺利。

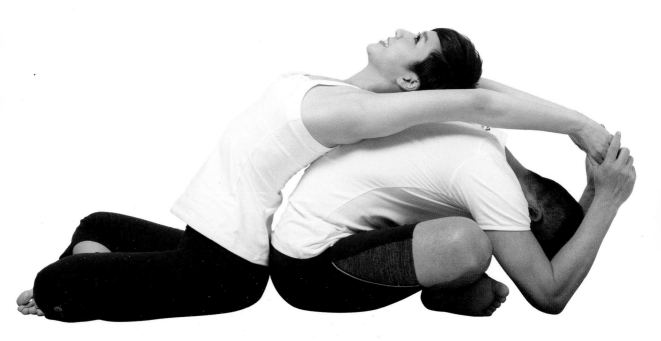

练习双人幸福伸展操的好处

一、训练耐心与包容力

人的身体可以反映出心灵的状态。很多时候的状况是男生比较紧绷而女生则比较松软。除了男女天生的条件外，男性的肌群本来就紧绷些。所以两人必须有耐心地克服，双方必须有耐性地接受彼此的身体状况与条件，就如同两人实际生活上的相处，也要不断保持耐心与包容心。

二、训练身体深层的力量，舒缓酸痛

在练习的动作中，两人可以透过借力使力来轻松训练身体深层肌群，例如女性的骨盆底肌群，男性的深层腰部肌群及大腿内侧肌，当这些肌群有力气时，身形也会挺拔些，身体线条也会跟着拉长，而深层肌肉强壮，也可以预防许多因姿势不良而带来的疼痛，例如五十肩，椎间盘突出，脊椎侧弯等等。

三、促进淋巴代谢，达到排毒效果

双人幸福伸展操可以促进淋巴流通、提高新陈代谢，使囤积于体内的废物自然排出，多余的脂肪也能顺畅燃烧，所以在练习中必须保持鼻吸鼻吐呼吸，让身体处于高含氧状态，通常练习一阵子后体力会变好，气色也会红润许多，肌肉比例也会提高，有塑身及健身的效果。

四、了解另一半的身体与心灵状态

在双人幸福伸展操的练习中，你们能感受到对方身体的特质。身体与心灵是一体的，也可以借助身体来更多了解对方的心。通常肌肉紧绷的人属于紧张型，压力比较大，呼吸也不顺畅，所以为什么我们鼓励男性一起来练习，因为大部分男生的肌肉比较僵硬，或是由于工作压力的关系，肌肉紧绷，透过幸福伸展操的练习，在两个人身体的伸展和互动中，可以帮助彼此达到肌肉放松及纾压的效果。

五、让彼此得到身心平衡

通常夫妻的身体都是互补的，一个柔软度好，另一个就会比较僵硬；一个比较有力气，另一个就比较没力；这个人耐力好，另一个就耐力差。在双人幸福伸展操的练习过程中，紧绷的人会变得舒缓柔软，也会觉得身体得到完全的舒展，同时让双方都调整到舒服的状态。在幸福伸展操中，我们讲究的是平衡，并不追求只有某方面好，并透过练习过程，学习懂得调息，以达到一种身心的舒展与平衡。

没有言语、感受肢体的互动，让两人关系更亲密！

尽管两个人的个性不一样，但如果能达到协调的话，就是一种完美的互补。练习幸福伸展操，没有太多的言语，只有用身体去感觉，我们发现，当人不讲话的时候，仅靠肢体来做互动，调整到最合拍的状态，这样是最棒的时刻！

幸福伸展操练习的目的不是锻炼肌肉，而是让你的肌肉变得有弹性，这也适用于夫妻、情侣之间的相处。两人之间的应对进退，一方太强或一方太弱，这样是失衡的状态。这也是为什么人与人之间相处需要沟通，而透过幸福伸展操的练习，你会发现与对方的沟通容易达到更好的默契与共识。

练习双人幸福伸展操前的准备

练习双人幸福伸展操前，请注意下列事项，让你们的练习更加顺畅。

● 安静的时间与空间

双人幸福伸展操的练习，必须在一个安静及不被打扰的空间与时间中进行，最好是能把手机调成静音模式，也要排除所有的工作，这样除了可以专心练习外，也能避免因突然来的状况，造成身体的紧绷与受伤。

● 通风良好的场地

练习时呼吸调息非常重要，如果选择的场地空气不好，很容易造成缺氧及头晕的现象，所以练习时必须打开窗，让新鲜空气流通，如果有时间，也会建议到大自然中练习，顺便吸取大自然里的新鲜空气，增加身体的含氧量！

● 准备防滑瑜伽垫

练习时，一定要准备一至两片的瑜伽垫，除了防滑功能可避免因滑倒而受伤外，也能避免因身体关节直接接触地面所造成的受伤！

● 舒适柔软的瑜伽服

稍微合身的瑜伽服或运动服是最适合的，因为过长或过宽的服装容易绊倒对方或限制了对方的动作，建议选择弹性佳并合身的瑜伽服！

● 检视自己的身体

练习前，必须先了解自己的身体状况，例如，是否有关节受伤肉扭伤的现象，或是否有高血压或心脏病史，或其他的身体疾病，如果有，还是必须先询问医生是否恰当，再进行练习喔！

● 最佳练习时间

早晨或睡前都是练习的最佳时间，早晨身体是最敏感时刻，能更多感受自己及对方的身体，睡前则适合简单及舒缓的动作来帮助睡眠及助"性"，而且也要避免进食后直接练习，因为许多动作会刺激消化器官，如果在食物还未消化前练习，会有呕吐及肠胃不舒服的现象，也会影响到食物的消化！

纾压解劳的幸福伸展操

　　当我们压力太大或长期处于同样的姿势时，会让肌肉过于紧绷，身体便自然产生酸痛、僵硬等不适症状，双人幸福伸展操可以帮助肌肉延展的幅度更大，拉筋的效果会更好，就如同泰式按摩的作用，以借力使力的方式，达到被动式按摩的效果。

　　借助双方的力量帮助彼此按摩，让肌肉得到延展，并舒缓压力。辛苦工作一整天后，在睡前做这些具有纾压解劳效果的双人幸福伸展操，让劳累一天的身体，得到完全的放松。

>> 1 后背延展 ①

这个动作，借助两人的配合，可以同时让彼此得到不同部位的训练与伸展，简单的动作，让两人在家就能得到如同**泰式按摩**般的享受。

训练效果
1. A的动作可达到后背的伸展以及核心肌群的训练。
2. B可以延展脊椎、肩胛骨与肩背，让整个后背得到延展，并刺激淋巴系统。

练习步骤 >>

1

B先盘腿坐正，将手往后延伸；A将双脚放至对方的后腰上，两人双手互拉抓牢，同时吸气。

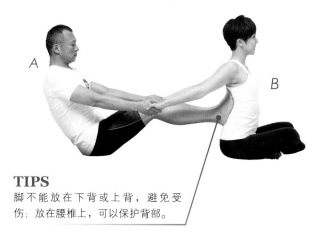

TIPS

脚不能放在下背或上背，避免受伤；放在腰椎上，可以保护背部。

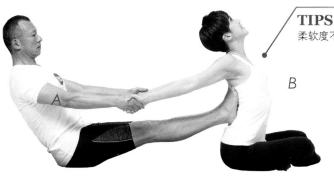

TIPS

柔软度不佳的人，要避免过度延展。

2

吐气时，A腹部用力，拉着B的双手微微往后仰，停留5次呼吸后，两人互换姿势。

LuLu老师小叮咛

✦ 背部与脊椎受伤的人要避免练习这个动作。

1 的幸福伸展操舒压解劳

的幸福伸展操增进感情

的幸福伸展操充满情趣

的幸福伸展操健身效果

061

>> 2 后背延展 ②

这是一个非常舒服的延展动作，很适合长期坐在办公室用电脑的上班族，借助这个动作的练习，可以同时**消除两**人的**筋骨酸痛**、**肩颈僵硬**等问题，并**开展紧缩的胸口**。

训练效果
1.B可以延展到大腿外侧的肌群、背部肌肉群与下背。
2.A可以借助下面的人的背部弧度延展背部的肌肉群，温和地延展，停留的过程中会感觉很舒服，达到舒缓腰部酸痛、肩颈紧绷的效果，也可帮助上背与淋巴的延伸。

练习步骤 >>

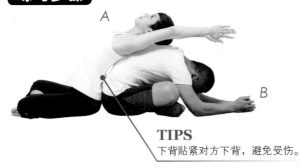

1

TIPS
下背贴紧对方下背，避免受伤。

两人背靠背坐着。B盘腿坐正，吐气，身体往前伸展放松；A吸气，双手带动上半身往后延伸。

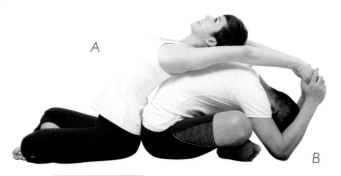

2

B抓住A的双手，让A能得到更多的伸展，停留5次呼吸后，两人交换姿势。练习时需视两人的柔软度进行调整，不要过度拉扯造成伤害。

LuLu老师小叮咛

✦ 背部与脊椎受伤的人要避免练习这个动作。
✦ B可盘腿也可将双腿伸直，视个人身体柔软度调整坐姿。
✦ 注意，如果B柔软度不佳的话，可以在额头下方放个枕头辅助；A若柔软度不佳的话，也无须勉强，B只要帮助延伸即可，不需要刻意延伸。

>> **3** 后背延展 3

这个动作有延展放松的效果，非常适合睡前练习，同时还能训练到腹部、臀大肌、手臂的肌肉群，具有**美臀**、**瘦肚子**的效果。

训练效果
1. B可以延展到大腿后侧肌群、背部肌肉群与下背。
2. A可以训练到腹部核心肌群、臀大肌、手臂肌肉，并延展背部的肌肉群。

练习步骤 >>

1 两人背靠背坐着。B双腿往前伸直，吐气，做前弯延展动作；A双手放于臀部两侧，吐气预备。

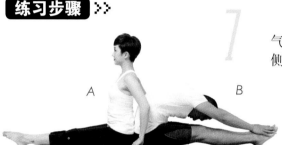

2 A双手撑地，吸气将身体撑起，使背部贴于B的背上，并将头后仰靠于B的背上，向后延展，停留5次呼吸后，两人交换姿势。

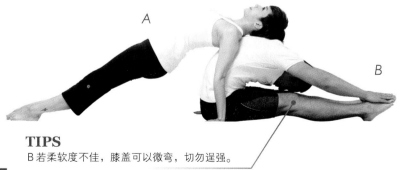

TIPS
B若柔软度不佳，膝盖可以微弯，切勿逞强。

LuLu老师小叮咛
+ 若A体重过重，B可于膝盖下方放个枕头，避免过度施压而受伤。
+ B必须视A的后仰程度下弯，尽量贴近并支撑A的上背。

>> 4 大拱桥

除了延展腰背的肌群外，这个动作也可以训练腰臀力气，并让腋下及腹部淋巴得到更多延展，让**淋巴**更加**畅通**！

训练效果
1. 训练臀大肌及腹直肌，稳定核心肌群。
2. 延展腿后肌群及后背肌群，达到纾压效果。

练习步骤 >>

1

两人背靠背坐着，双腿往前伸直，脚背下压，两人双手向上举，B轻抓住A的手，吸气预备。

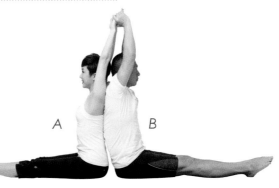

2

吐气，B将身体前弯，带动A往后伸展，A运用双脚踩地、臀部抬起后仰，停留5次呼吸后，两人交换姿势。

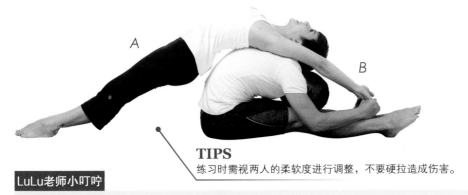

TIPS
练习时需视两人的柔软度进行调整，不要硬拉造成伤害。

LuLu老师小叮咛

✚ B若柔软度不佳，膝盖可以微弯，切勿逞强。
✚ 若A体重过重，B可于膝盖下方放个枕头，避免过度施压而受伤。

>> 5 舒背式

借助拉背的动作来**放松肩颈与后背**，除了可以消除背部酸痛，在睡前动一动，也具有**安眠**的效果喔！

训练效果
1. 这个动作可让坐姿者舒缓肩颈、后背与腰部紧绷酸痛。
2. 站姿者可达到上胸肌肉的拉伸延展、脊椎的延伸。

练习步骤 >>

A呈坐姿，B双脚打开跨站在A的腿两侧，两人的手互握。

TIPS
A臀部必须坐稳在地板上，不可悬空。

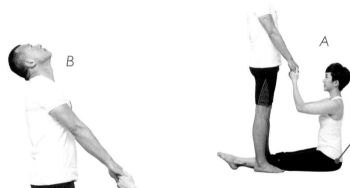

吸气，两人往后仰，把力量完全交给对方，停留5次呼吸后，再吸气回到中间，两人互换姿势。

TIPS
两人向后仰时，尽量保持身体的延伸、放松。

LuLu老师小叮咛
+ 注意，以身体的重量自然放松地延伸，不要用多余的力量彼此拉扯，才可达到纾压的效果。
+ A要注意颈椎，不要过度后仰。

>> 6 坐姿前弯

坐姿前弯式看似简单，但许多身体僵硬的人，做起来会非常吃力，甚至感到疼痛不适。利用呼吸来带动身体非常重要，吸气时，延长脊椎；吐气时慢慢放松，让上半身可以更往下弯。

训练效果
1. 延展腿后肌群、下背与背部的肌肉群。
2. 延展脊椎与背部，改善脊椎侧弯或酸痛。
3. 刺激腹腔器官，改善不良功能。
4. 平衡自律神经，帮助睡眠。

练习步骤 >>

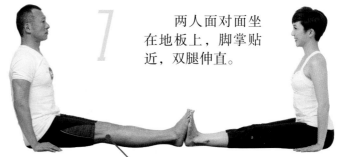

1 两人面对面坐在地板上，脚掌贴近，双腿伸直。

TIPS
柔软度不佳的人，膝盖可以微微弯曲。

2 互相拉住对方的手，吐气，身体往前，从尾椎延伸背部和颈椎，停留5～10次呼吸，再回到原来的位置。柔软度较佳的人可以抓住彼此的下手臂。

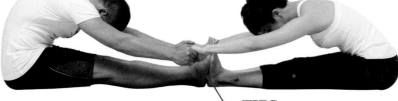

TIPS
脚板与膝盖要保持朝上。

LuLu老师小叮咛

✚ 初学者在做类似这样的动作时，会感到疼痛吃力，不需要勉强拉扯，记住要保持呼吸，用呼吸来带动身体，并适时地休息再做练习，避免过度拉扯而受伤。

>> 7 后拉手

此练习除了可以增进两人感情外，还需要彼此信任，放心地把身体交给对方，力道过重或过轻，都会造成无法练习，或是伤害，看似简单的动作，需要两人同心，才有办法达到其效果。

训练效果
1. 延展后背、脊椎、胸大肌、腋下淋巴系统。
2. 可改善驼背与腰酸背痛等症状。

练习步骤 >>

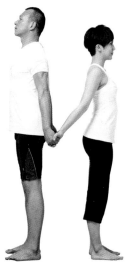

1

两人背对呈站姿，双脚打开与肩同宽，臀部夹紧，两人双手互握，吸气预备。

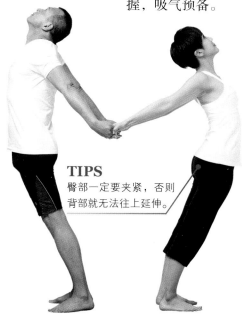

TIPS
臀部一定要夹紧，否则背部就无法往上延伸。

2

吐气，两人分别将身体重心往前，腹部用力，头向后仰，停留 5 次呼吸后，回到原来位置。

LuLu老师小叮咛

✦ 练习时，若背部无法往上延伸，可先从小幅度开始练习，再慢慢加强力道伸展。
✦ 脊椎受伤者避免此动作。

>> 8 侧伸展

侧伸展的动作可以延展平日较难以运动到的侧边肌肉群，还有助于帮助全身肌群的稳定，并且能**延展脊椎**，具有**美化腰线**的效果！可**舒缓下肢浮肿**及**背部酸痛**。

训练效果
1. 可有效伸展侧背、侧腰与肩胛骨肌肉群。
2. 消除腰间赘肉，美化腰部线条。
3. 舒缓下肢浮肿及背部酸痛。

练习步骤 >>

1

两人背对背，双脚打开，双手平举，吸气预备。

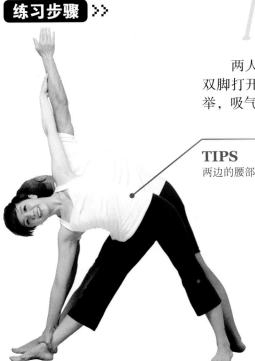

TIPS
两边的腰部尽量一致延展！

2

吐气，两人身体一同向侧边伸展，用手抓住脚踝或小腿，朝上的手与对方互扣，大约停留5～10次呼吸，再换另一边。

LuLu老师小叮咛
✛ 柔软度不佳者不一定要把下方的手放在脚踝，可视个人延展度放于小腿，注意让两边的腰部尽量得到一致延展。

>> 9 抱膝式

抱膝式是一个最简单的动作，却能让**下背及大腿得到**最佳的**舒缓**。一个人单独练习，也能借助抱膝式前后来回滚动，舒缓背部肌肉；而双人的瑜伽动作则能得到更多的舒展。

训练效果
1. 延展大腿后侧肌群、舒缓下背。
2. 消除下半身的水肿、酸痛，促进血液循环。

练习步骤 >>

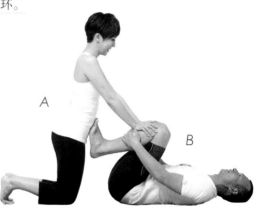

1

B躺在地板上，双手抱腿屈膝，脚掌轻贴于A的腹部；A呈跪姿于B的前方，手扶于B的膝盖下方，双方吸气预备。

2

吐气，A将身体往前倾，将力量送到B的脚上，让其膝盖能靠近胸口，帮助伸展。尽量自然轻压，不要勉强。保持10次呼吸后，再互换姿势。

TIPS
臀部须贴近地面。

LuLu老师小叮咛

➕ 髋关节较为紧绷的人，须视自己的柔软度控制膝盖与胸口的距离。

>> *10* 三角前后仰

加强大腿内侧肌群的柔软度，还可以**舒缓下背**的酸痛与不适！

训练效果
1. 拉展下背与上背肌肉群。
2. 拉展大腿的内侧肌群，帮助后背的伸展。

练习步骤 >>

1　两人背对背坐在地板上，双脚往外打开，吸气预备。

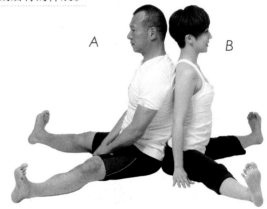

A　　B

2　吐气，B往前延伸，A往后仰躺延伸，停留5～10次呼吸，再交换姿势。

A

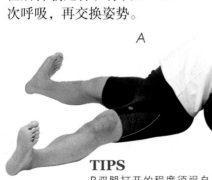

B

TIPS
B双腿打开的程度须视自己的柔软度开展，切勿勉强，脚趾头与膝盖要朝上。

LuLu老师小叮咛

✚ B若柔软度不好，可以用枕头辅助，或双手放松地放在地板上。

增进感情的幸福伸展操

这个单元设计的主要目的，是培养两人之间的默契，倾听彼此的呼吸，增加身体的互动。透过这些动作，可以感觉对方的体温、柔软度与身体的律动，进一步了解彼此的身体。这些动作比较简单温和，视个人身体状态调整即可，无须勉强。练习过程中着重在聆听对方的呼吸，跟着对方一起呼吸，配合彼此的吸气与吐气的律动。

这系列的练习有点像游戏，透过这样玩乐的方式可以深入认识彼此、增进感情，但练习时必须在一个安静的环境下进行，不能有小孩、电话或外人的干扰打断。

>> 1 调息呼吸。

双人一起调息呼吸，不仅可以培养默契，还能训练把**心静**下来的能力，透过呼吸感受到彼此的身体节奏，除了**深度地放松全身**，也会让彼此的**感情升温**。

训练效果
1. 安定情绪、让紧张的心情得到放松、舒缓。
2. 练习用呼吸来观察对方的变化，包括呼吸的声音、腹腔的扩张与彼此的呼吸节奏。

练习步骤 >>

两人皆采用盘腿或跪姿，双手放在对方的腰部上，双眼闭起。试着配合彼此的呼吸一起律动，至少停留3~5分钟。

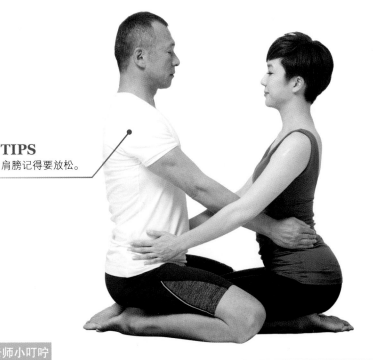

TIPS
肩膀记得要放松。

LuLu老师小叮咛
+ 练习的时候禁止以言语沟通，而是学习用身体沟通。
+ 练习的时候有可能会分神，要学习专注在对方的呼吸上，所以不能急躁，必须让心静下来。

2 调息呼吸 2

这个练习其实就是以**静坐调息**的方式，透过呼吸时横膈膜上下起伏律动，观察感觉彼此呼吸时的吸与吐，配合彼此的呼吸节奏，达到**平心静气**的效果。

训练效果
1. 安静思绪，平衡自律神经。
2. 在放松与深沉的呼吸中，达到身心健康的效果。

练习步骤 >>

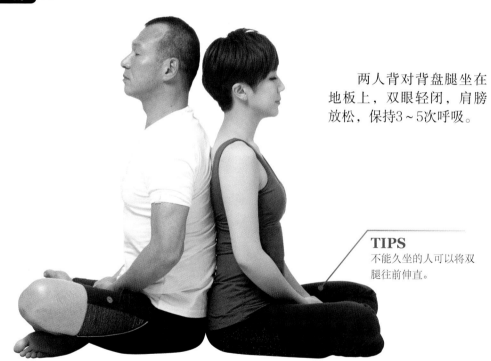

两人背对背盘腿坐在地板上，双眼轻闭，肩膀放松，保持3～5次呼吸。

TIPS
不能久坐的人可以将双腿往前伸直。

LuLu老师小叮咛
+ 不能久坐的人可以将双腿往前伸直。
+ 注意两人的呼吸要一致。

的幸福伸展操
舒压解劳

2 的幸福伸展操
增进感情

的幸福伸展操
充满情趣

的幸福伸展操
瘦身效果

>> 3 翅膀飞翔

此练习为肋骨呼吸，重点在于适应对方呼吸时的节奏，就跟人与人相处一样，需要互相包容、学习妥协磨合。借助此练习，让双方配合彼此，进而**增进感情**。

训练效果
1. 活动肩胛骨、上背和手臂，预防五十肩。
2. 加强腋下淋巴排毒。

练习步骤 >>

1
两人背对背盘腿坐在地板上，眼睛直视前方，背部伸直，彼此双手互扣预备。

TIPS
双手尽量向上伸直。

2
吸气，两人双手一起慢慢往上伸直延展，停留5~10次呼吸。保持鼻吸鼻吐。

LuLu老师小叮咛

✚ 注意两人的呼吸要一致，双手也要尽量向上伸直。

>> 4 双喷泉

这个动作对于**肩颈酸痛**的人有**舒缓**的效果，想象自己是一柱喷泉不断往上延伸。练习时可以观察对方的力量，互相借力使力，透过两人的合作，达到双方力量平衡的作用。

训练效果
1. 加强心肺功能。
2. 伸展背部，美化背部线条。
3. 改善肩颈酸痛、乌龟颈。

练习步骤 >>

1 两人采面对面站姿，双脚打开与臀部同宽，拉住彼此的手臂，腹部往上提。

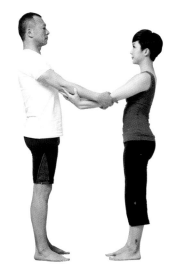

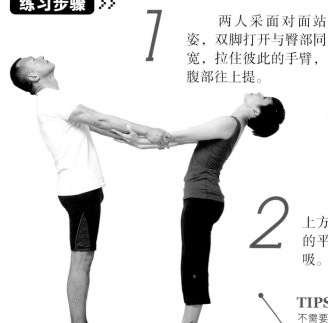

2 吸气，身体慢慢地往后仰，眼睛看上方，将力量慢慢交给对方，找到彼此的平衡点。保持呼吸，停留5~10次呼吸。

TIPS
不需要往后伸展太多，因为此练习的主要目的在于达到双方力量的平衡。

LuLu老师小叮咛
✚ 两人的力量都要慢慢地放，感受彼此身体的力量与柔软度使力，才不会因为突然太用力而让彼此失去平衡跌倒。
✚ 心脏病、高血压、脊椎伤者及孕妇不适合做此动作。

>> 5 扭转式

透过扭转式的练习可以了解彼此身体的柔软度与扭转的程度，不过不要勉强对方的身体。透过这个练习，也可以帮助**脊椎两侧肌肉群的伸展**。

训练效果
1. 延展脊椎两侧肌肉。
2. 伸展上背、颈部。
3. 刺激肝脏排毒。

练习步骤 >>

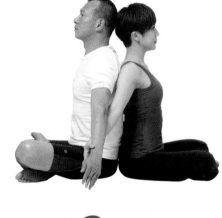

1

两人背对背盘坐，双手伸直交叠，眼睛直视前方，吸气预备。

2

吐气时同时往自己的右边扭转，停留5~10次呼吸。吸气时再回到中间点，再一次吐气时，同时往各自的左边扭转。

TIPS
在扭转的时候，腰部保持不动，两边的臀部也不要离地。

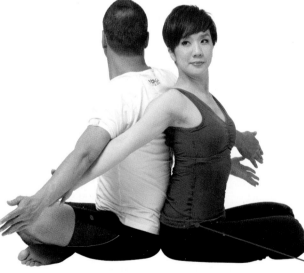

LuLu老师小叮咛
+ 利用扭转的力量，带动脊椎不断往上延伸，背部要保持与地板垂直。

6 舒服后躺

这个动作可以学习去服务对方的身体，让对方达到放松的目的。后方的人要依前方的身体状况调整膝盖弯曲的幅度，让对方可以舒服放松地躺着。互相让对方**舒服放松**，借助双人瑜伽带来**感情增温**的效果！

训练效果
1. A可以练习核心肌群的稳定。
2. B可以放松背部，减轻压力。

练习步骤 >>

1

A保持屈膝坐姿，手先撑地；B盘腿坐姿，将脖子放在A两膝之间，头微微后仰。

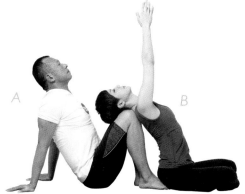

2

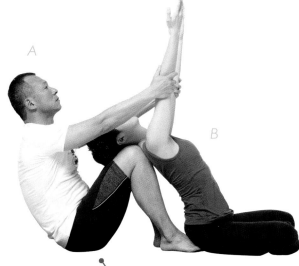

A双手扶着B的手臂。A尽量让B可以舒服放松地躺着，保持呼吸。B则放松地维持稳定的鼻吸鼻吐。

TIPS
A要依前方的身体状况调整膝盖弯曲的幅度，让对方可舒服放松地躺着。

LuLu老师小叮咛
+ 后方的人要依前方的身体状况调整膝盖弯曲的幅度，让对方可以舒服放松地躺着。

的幸福伸展操纾压解劳

2 的幸福伸展操增进感情

的幸福伸展操充满情趣

的幸福伸展操瘦身效果

>> 7 双人树

在做双人树时，要想象站在地板的脚不断往下扎根，上半身好像枝叶一样往外生长，两人就像是大树一般，将全身的精力分别往上、往下，慢慢用心**找到彼此的平衡点**。

训练效果
1. 训练彼此的默契达到平衡。
2. 强化臀部、紧实腿部肌肉。

练习步骤 >>

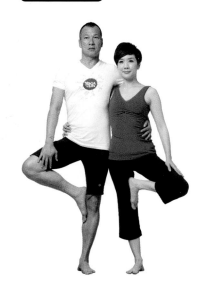

1 两人并肩站立，内侧的手互相抱住对方的腰部，两人的外侧脚底板放到另一只大腿内侧，尽量靠近鼠蹊部，膝盖朝外。

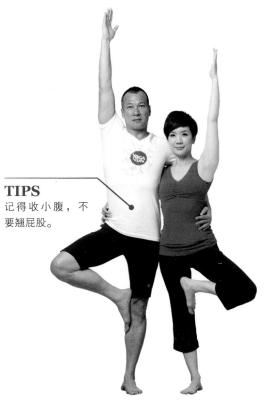

TIPS
记得收小腹，不要翘屁股。

2 两人达到平衡之后，再将外侧的手慢慢往上抬高伸直，停留5~10次呼吸。

LuLu老师小叮咛
+ 要找到两人平衡点，有时候不容易，可以靠些力气、方向性或手的支撑，有默契地达到平衡。
+ 若平衡感不佳的人可以先试着将脚底板放在小腿内侧，待可以平衡之后再慢慢往大腿内侧移动。

8 同心圆

同心圆是一个简单而且可以有效**消除疲劳**的动作，可以透过对方的力量来**延展脊椎**两侧肌群，也可以**加强**彼此的**默契**！

训练效果
1. 身体侧边肌肉与手臂的延展。
2. 刺激腋下淋巴，帮助排毒。

练习步骤 >>

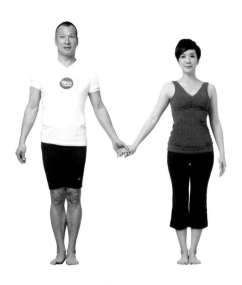

1 两人肩并肩站姿，膝盖并拢伸直，手牵着手，臀部夹紧。

2 依彼此的身高调整距离，外侧的手抬高，上半身随着手臂往内侧延展，抓住对方的手掌，慢慢地相互借力使力，寻找到平衡点，停留5～10次呼吸，再换边。

TIPS
柔软度不佳者可以把双腿打开与骨盆同宽。

LuLu老师小叮咛
+ 停留时臀部往侧边推，但柔软度较好一方须迁就柔软度不佳一方。
+ 胸口一致朝正前方停留。

纾压解劳的幸福伸展操

2 增进感情的幸福伸展操

充满情趣的幸福伸展操

健身瘦身的幸福伸展操

>> 9 双人桥

双人桥可以**培养默契**，在下蹲停留的过程中，借力使力达到背部的平衡。有小腹困扰的人可以常常练习这个动作，让小**腹跟你说BYE BYE**喔！

训练效果
1. 紧实大腿肌群。
2. 紧实腹部，消除小腹赘肉。

练习步骤 >>

1

两人面对面站姿，双腿之间的距离与肩同宽，两手往前伸直并互相握住对方的手臂，双眼平视前方，吸气预备。

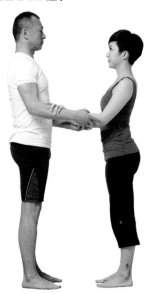

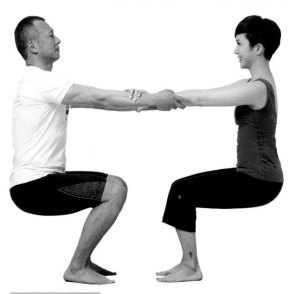

2

吐气，两人膝盖慢慢弯曲，手伸直把重量渐渐交给对方，背部保持直立，停留5~10次呼吸。

LuLu老师小叮咛

✦ 膝盖尽量保持弯曲90度，但不超过90度。
✦ 膝盖受伤者避免此动作。

>> 10 后背包

这个动作相信大家并不陌生，小时候我们常常做这样的游戏。当双人的体重有较大的差异时，体形较瘦的人会感到有些压力，不过只要找到施力点，其实并不困难。

训练效果
1. 下方的人膝盖最好微弯，可训练到大腿的力量。
2. 上方的人可达到延展脊椎与上背部肌肉的效果。

练习步骤 >>

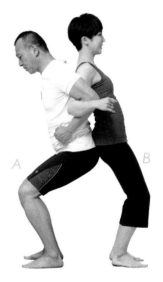

1
背对背站姿，双手勾住对方的手。A将双脚打开与肩同宽，膝盖保持稍微弯曲；B将腰部放在A的下背上，躺靠在A的背上。

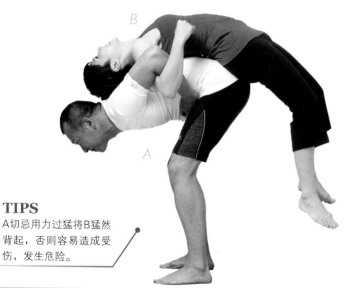

2
A缓缓地将B背起，视自己的负荷能力调整前弯幅度，停留5～10次呼吸后，姿势互换。

TIPS
A切忌用力过猛将B猛然背起，否则容易造成受伤，发生危险。

LuLu老师小叮咛
+ 不必要求一次就动作做到位，循序渐进慢慢地将身体交给对方，去感觉对方身体的重量。
+ 背部及膝盖受伤者避免此动作。

充满情趣的幸福伸展操

　　这一系列动作的练习，可以加强生殖系统，适合睡前练习，也可以增进两人的情趣。练习时建议可以多去感受对方身体的温度，也可以在练习前泡个澡，让肌肉放松，还可以为彼此涂抹精油，让身体放松之后再练习。有些动作也针对男女来做不同的设计，加强其深层肌肉群，让夫妻之间可以"性福"满满！

>> 1 开腿式

这个动作适合大腿内侧肌力不足的女性，多多练习可以**强化**内侧肌力，**增加阴部弹性**，而男生在辅助女生动作的同时，也可以**训练**到**腰腹**间肌群！

训练效果 加强女生大腿内侧肌群的弹性，提升"性福"感。

练习步骤 >>

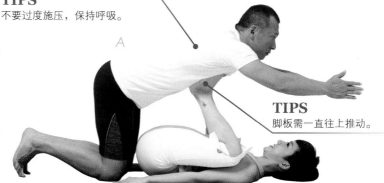

1

B呈躺姿，双腿抬高，膝盖弯曲往外打开，脚底板贴在A的胸口与腹部之间。A膝盖弯曲跪地，双手合掌朝上伸直。

TIPS
不要过度施压，保持呼吸。

2

A借助双手的带动，慢慢将身体往前，将力量放到B的脚掌上；B则借由A身体的重量，打开鼠蹊部位。停留5次呼吸。

TIPS
脚板需一直往上推动。

LuLu老师小叮咛

✦ 女生双腿打开的角度须视自己的柔软度而定，千万不要勉强，以免过度打开而损伤肌肉，停留的同时，也必须不断提醒自己双腿要持续有力地往前推！

的幸福伸展操 增进感情

3 的幸福伸展操 充满情趣

的幸福伸展操 强身健体

083

>> 2 双人金字塔

双人金字塔式属于比较进阶的平衡动作，为了达到平衡的效果，需要运用到双方腰腹及背部很大的力量，所以可以**促进新陈代谢、加强身体下半部的能量**。

训练效果
1. 加强核心肌群、下半部身体的能量。
2. 促进生殖系统的功能，加强骨盆底肌群，增加"性福"感。
3. 美化背部线条、促进血液循环。

练习步骤 >>

1 两人面对面呈坐姿，双手互相握住对方，双腿屈膝，同时将一只脚抬起，脚底板需紧贴着对方的脚底板。

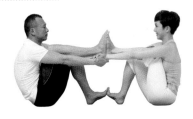

2 腹部收缩，将另一只脚也抬起，紧贴着对方的脚底板，并尽量让双脚脚板并拢，小腿和大腿呈90度，吐气预备。

TIPS
两人的脚板要互相推动，借此平衡。

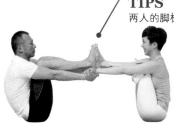

TIPS
两人的腿要伸直。

3 吐气，慢慢将双腿往上延展，让膝盖伸直，需注意背部尽量保持平直往上延伸，停留5~10次呼吸。柔软度不好的人，膝盖可以微微弯曲，不要过度勉强。

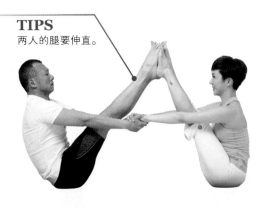

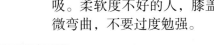
LuLu老师小叮咛

➕ 膝盖无法伸直的人也不要灰心，停留在步骤2即可。

3 >> 跪姿扭转

瑜伽里许多扭转的动作，可以帮助**刺激内脏**，还可以延展、开阔平常紧缩的肌肉，**舒缓腰酸背痛**，是一个非常适合忙碌的现代人的动作。

训练效果

1. 美化胸部线条，伸展侧边肌肉群与延展腰部肌肉群。
2. 加强腹部肌肉群的力量，并促进腰腹核心肌群的紧实度与力量，增强下半身的能量。
3. 刺激腋下淋巴，促进新陈代谢。

练习步骤 >>

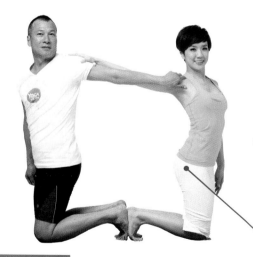

1 两人背对着膝盖跪地，脚趾碰地，脚板互贴。膝盖需与肩同宽。

TIPS
两人的臀部要保持在正中间。

2 吸气，两人骨盆不动，上半身往同侧扭转，同一边的手互相搭在对方的肩关节上，停留5～10次呼吸，再换另一边。

TIPS
扭转时，骨盆仍需保持朝自己的前方。

LuLu老师小叮咛

+ 脊椎、背部、膝盖受伤者不宜做这个动作。
+ 膝盖不适者，可以在膝盖下方放置一条毛巾，增加舒适感。
+ 骨盆不动，只有上半身扭转。

>> 4 平躺扭转

这是一个帮助对方放松的延展动作，进行中只要自然**放松**，保持呼吸即可。女性无法有性福感，大多是因为**骨盆腔太紧绷**，此练习可帮助**骨盆腔充血、充满活力**。

训练效果
1. 舒缓腰背的酸痛，放松骨盆腔。
2. 帮助骨盆腔充满活力，达到"性福"感。

练习步骤 >>

A平躺在地板上，左腿屈膝，双手平放于地板。B呈跪姿，一手轻压住A的左肩，一手将A的左膝往右边轻推，停留5~10次呼吸后，再换边。再互换角色练习。

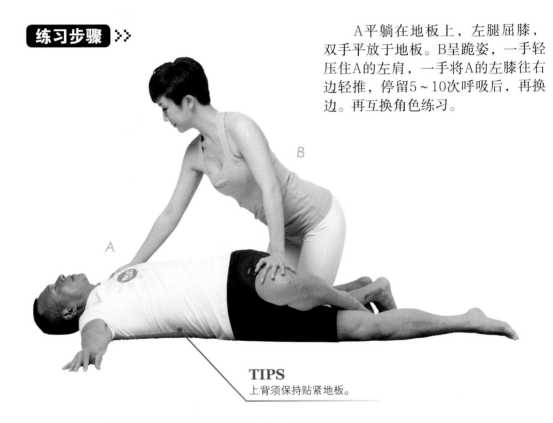

TIPS
上背须保持贴紧地板。

LuLu老师小叮咛

+ 既然是放松延展动作，就不宜用蛮力来进行，要懂得聆听对方身体的声音，随着对方的呼吸节奏来进行。尽量让对方有很放松的感觉。

5 双人划船

练习时可感觉对方的身体，促进情感并增添情趣。晚上睡觉前练习，具有让身体深度放松的效果。

训练效果
1. 伸展背部，训练下背核心肌群的力量。
2. 加强腰腹力气与骨盆底肌群的韧度。

练习步骤 >>

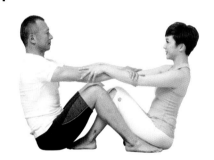

1

面对面坐在地板上，屈膝，女生的双腿放在男生双腿中间，两人手臂往前伸展，互相握住对方的下手臂。

2

吸气预备，吐气时一方慢慢地让上半身往后仰，停留3次呼吸后，再换另一方后仰。

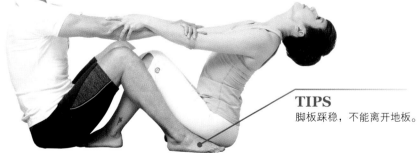

TIPS
脚板踩稳，不能离开地板。

LuLu老师小叮咛

✚ 记得辅助对方时必须注意收放的力气，也是考验彼此的默契喔！

087

>> 6 ▶ 三角后仰

这个动作须视自己的柔软度来打开双腿，柔软度不佳者，也可以在身体前方放置一个枕头，做起来会比较舒服、不易受伤。

训练效果
1. 延展大腿内侧肌肉群。
2. 加强骨盆底肌群的韧度，唤醒身体下半部位的能量。
3. 增强背部与脊椎的弹性。

练习步骤 >>

1 两人背靠背，坐在地板上，双腿打开预备。

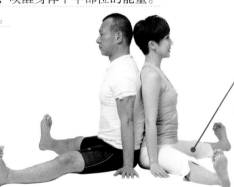

TIPS
膝盖要保持伸直。

2 女生双手合掌吸气向后仰，男生吐气身体前弯，停留5~10次呼吸，两人交换姿势。

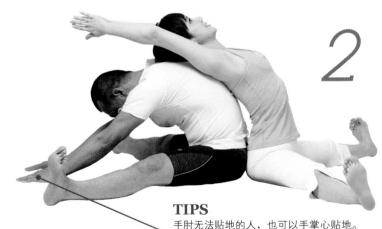

TIPS
手肘无法贴地的人，也可以手掌心贴地。

LuLu老师小叮咛
+ 往后仰的人必须慢慢地将重量交给对方，不要心急。
+ 身体前弯的人全身需放松，过于紧张会让肌肉紧绷。
+ 背部或腿部受伤的人不适合做此动作。

>> 7 钟摆脚

这个动作可以将上部位的能量导向下部位，**消除压力**与紧绷的情绪，同时训练腹部肌群，**消除小腹**。

训练效果
1. 帮助女性放松骨盆腔，特别适合不孕症者，因为不孕症的人骨盆腔通常比较紧绷。
2. 紧实腹肌，消除腹部赘肉。

练习步骤 >>

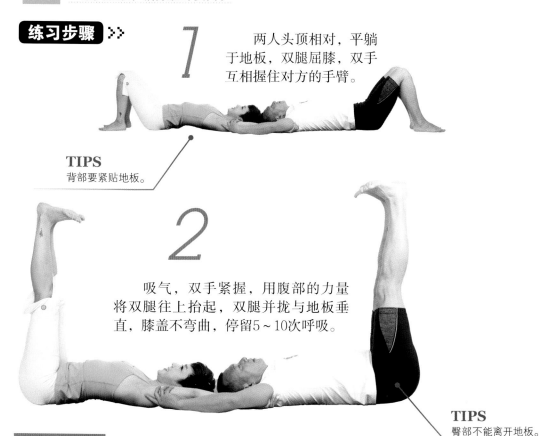

1 两人头顶相对，平躺于地板，双腿屈膝，双手互相握住对方的手臂。

TIPS
背部要紧贴地板。

2 吸气，双手紧握，用腹部的力量将双腿往上抬起，双腿并拢与地板垂直，膝盖不弯曲，停留5～10次呼吸。

TIPS
臀部不能离开地板。

LuLu老师小叮咛

✚ 钟摆脚是训练下半部位能量最主要的动作，很多人腹部的力量不够，做起来会感到吃力，可以运用手部抓紧的力量来带动，记得保持呼吸。

>> 8　猫式

猫式是灵活骨盆的最佳动作，也唯有骨盆灵活，我们的生殖系统才能健康，女性多多练习，可以活化生殖系统，**改善不孕哦！**

训练效果
1. 增进两人的情感，情趣加温。
2. 加强身体下半部的能量。

练习步骤 >>

1　两人双膝跪地，膝盖打开与臀部同宽，手臂伸直与肩同宽。让手臂、背部、大腿形成一个∏字形。

TIPS
膝盖打开与臀部同宽。
手臂伸直与肩同宽。

2　吐气，从尾椎带动腰部、背部，将身体拱起、腹部内缩，最后再带动颈椎、头部，想象自己像猫一样蜷曲，吸气，回到步骤1，重复步骤1、2，进行5个循环。

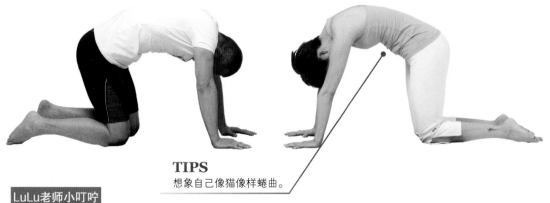

TIPS
想象自己像猫像样蜷曲。

LuLu老师小叮咛

✚ 动作中要保持呼吸，不急躁，慢慢地吸气、吐气，让骨盆和脊椎慢慢放松。

>> **9** 双人呼吸

借助头部旋转的动作，活动颈部的肌肉，配合着彼此的呼吸，**培养默契**。

**训练
效果**　可以培养彼此互相依靠，也可以达到深层的休息。

练习步骤 >>

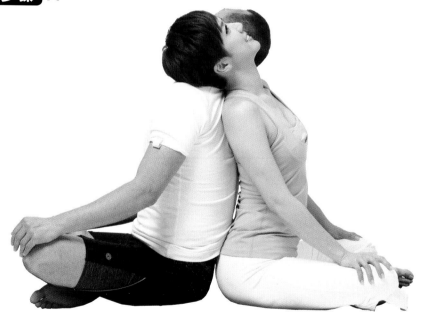

的幸福伸展操
增进感情

3 的幸福伸展操
充满情趣

的幸福伸展操
瘦身效果

两人背靠背，自然盘坐，肩膀放松，吸气时，将头慢慢后仰，靠在对方的肩颈上，停留10次呼吸后，再换边。

LuLu老师小叮咛

✚ 练习时，保持头部和颈部放松，不要心急。
✚ 如果无法靠到对方的肩，可以在肩上放置毛巾。

>>10 大休息式

透过吸气、吐气的练习，让两人的思绪渐渐进入宁静之中，并让身体放松。透过呼吸观察感觉对方的身体，也可以借助这样的练习让自己安静放松。很适合晚上睡觉之前做的一种**深度放松**练习。

训练效果
1. 安静思绪，让身体彻底放松。
2. 帮助睡眠。

练习步骤 >>

两人头朝反方向躺下，手放于对方的丹田上。闭上眼睛，全身放松，感觉对方的呼吸，并调整自己的呼吸，彼此配合。

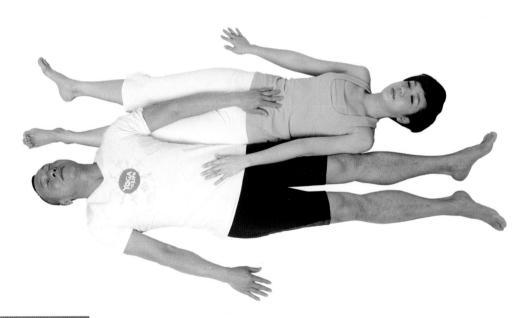

LuLu老师小叮咛

+ 这是一个感受对方身体的练习，过程中也可以帮彼此的下腹轻柔按摩。

健身效果的幸福伸展操

　　此系列的动作练习及塑身，透过两人借力使力的方法，训练到深层肌群，达到健身及塑身的效果，透过双方相互支撑扶持，也比较容易达到平衡。动作设计上有些难度，两人练习时需要特别注意，必须专注于自己跟对方的身体，注意彼此的力道，才能避免受伤，如果你的身体已经受伤了，也要避开一些动作，才能避免二次伤害。

>>1 飞天勇士

飞天勇士是一个难度较高的瑜伽动作，单人瑜伽中，平衡感不好的人练习时，可能会因为重心不稳而倒下来，但只要和你的伙伴慢慢练习，就可以愈站愈稳，一起训练平衡感。

训练效果
1. 训练股四头肌、大腿内侧肌群与腰背的力量。
2. 有助于平衡感的练习。
3. 雕塑腰背线条，紧实小腹。

练习步骤 >>

1 两人双脚站立与肩同宽，A往后退至上半身与双腿成90度，B牵手辅助。

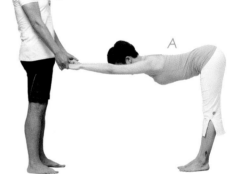

TIPS
抬起腿时，需注意骨盆两边保持一样高度、不倾斜。

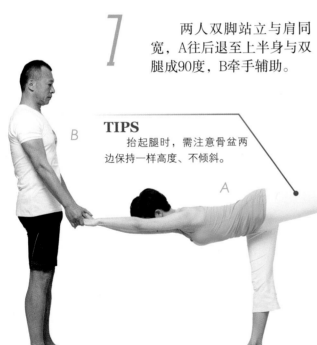

2 吸气，A将重心慢慢移至右腿，将左腿抬起并往后延展，将手臂伸直与左腿保持一直线，停留5次呼吸后，将左腿放下再换右腿。两人姿势交换，换B进行单脚平衡训练。

LuLu老师小叮咛
✚ 在做此式时，不能心急，需保持呼吸、慢慢地移动重心，找到重心后再将腿举起。

>> 2 敬拜伸展

这是一个全身性的伸展动作，A可以**伸展腿后**肌群及**背部**肌群，而B则可以**训练腰背及臀部**肌群！同时**雕塑腿部**及**背部**线条。

训练效果
1. 延展腿后侧肌群，加强腰背的力量。
2. 延展肩部、手臂的肌肉，舒缓背痛。

练习步骤 >>

1
A先做大敬拜式，将臀部往后推，柔软度佳的人，可以让双腿伸直，后脚跟着地。初学者或柔软度欠佳的人，可将后脚跟离地，将膝盖微微弯曲。B将双手放在A的下背，轻轻下压辅助。

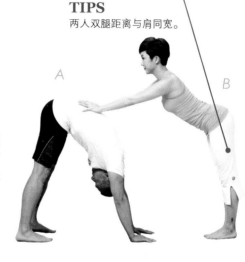

TIPS
两人双腿距离与肩同宽。

A   B

2
B释放更多身体的力量给A，让身体保持一直线，除了训练腰背及全身肌群，也能让A得到更深的伸展，停留5次呼吸调息后，两人再互换动作。

TIPS
膝盖与脚尖都要朝正前方，保持平行。

LuLu老师小叮咛
✦ A可以利用双手推地的力量将臀部再往上推，让双腿与背部肌肉做更多的延伸，达到后腿肌群与背部的伸展。

增进感情的幸福伸展操

充满情趣的幸福伸展操

4 健身效果的幸福伸展操

>> 3 平桌式

练习平桌式可以改善虎背熊腰。男女一起做的话，男性可以**训练到腰部**及**背部的力量**，女性则可以**拉长腿部线条**、**预防臀部下垂**，让身体线条更具美感喔！

训练效果
1. 拉长腿部线条、紧实臀部线条。
2. 延展、美化背部线条。
3. 舒展胸口、肩膀的压力和酸痛。

练习步骤 >>

1 两人面对面站立，双脚打开与肩同宽，双手放在对方的手臂上，眼睛平视前方。

2 两人慢慢将身体往前倾，并移动脚步，后退至让双腿与上半身垂直，将背部延伸拉长脊椎，上半身平行地板，保持5次呼吸后，再慢慢地回到步骤1。

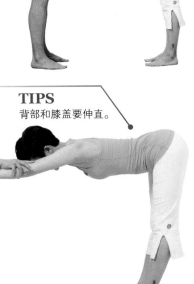

TIPS
背部和膝盖要伸直。

LuLu老师小叮咛

✦ 下背是较难延伸的部位，不要心急，配合呼吸慢慢练习，加强背部和脊椎的力气，就能进步。

4 跪姿后仰

在单人瑜伽里的跪姿后仰式有点难度，但两个人一起练习，可以减轻腰部的压力，避免因为柔软度不佳而造成的伤害。

训练效果
1. 训练腰腹的力量。
2. 促进鼠蹊部淋巴代谢和循环。
3. 紧实臀大肌，雕塑全身。

练习步骤 >>

1

B做婴儿跪姿，背部稍微拱起，双手放于身体两旁放松。A跪姿，双腿打开与臀部同宽，小腿放于B的小腿外侧，并让膝盖、脚尖与大腿平行。

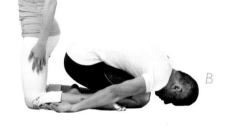

2

A的臀部慢慢地放在B的下背上，双手抓住脚踝，上半身后仰，保持5次呼吸，然后两人做互换动作。B可以依据A的柔软度调整背部的弧度，帮助A有效伸展。停留的时间可以依据双方的状况调整。

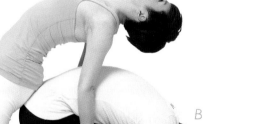

TIPS
后仰时，手先找到后脚跟做支撑，再慢慢向后仰。

LuLu老师小叮咛
+ B如果臀部无法坐于后脚跟上，可以在大腿与小腿间放置毛巾辅助。
+ A臀部必须放置于B下背，脊椎或腰椎受伤者避免此动作。

增进感情的幸福伸展操

充满情趣的幸福伸展操

4 健身效果的幸福伸展操

>> 5 黄金三角

这是一个很有趣的动作，练习时可以看到对方的脸，记得把臀部力气交给对方，才能更省力，也能达到更多**延展腿部**的效果。

训练效果
1. 伸展并美化腿部肌群。
2. 延展背部及臀部肌群。

练习步骤 >>

1 两人背靠背站立，肩膀、臀部互靠，脚尖朝前、脚板保持平行，双腿往外打开膝盖伸直，打开的幅度要依据两人的身高调整，才能让臀部靠近。

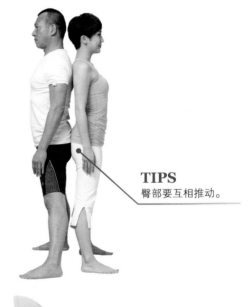

TIPS
臀部要互相推动。

2 吐气，两人身体向下前弯，头朝下，颈部放松，双手手掌贴于地板，停留3～5次呼吸。

LuLu老师小叮咛

➕ 打开双腿的程度须视自己的柔软度而定，即使开度不一致也没关系，能保持力量平衡即可。

>> 6 平背式

平背式可以强健两人的上半身，借助握住对方的手腕，感受背部和腿部的伸展，是非常**简单**又**舒服**的瑜伽动作。

训练效果
1. 改善头痛失眠的困扰。
2. 强化上半身的能量。
3. 美化背部及腿部线条。

练习步骤 >>

1 两人站立背对背，双脚打开、脚尖朝前、脚板平行，吸气，双手互相扣住，背部挺直。

TIPS
臀部要往后推动，找到双方的平衡。

2 吐气，握住对方的手腕，背部往前弯曲90度，两人臀部互相顶住，同时打开双脚距离，调整到两人最佳的姿势后，保持5～10次的呼吸。

TIPS
膝盖保持伸直。

LuLu老师小叮咛

✦ 双腿要保持伸直。
✦ 脊椎和背部要不断往前延伸。

的幸福伸展操
增进感情

的幸福伸展操
充满情趣

4 的幸福伸展操
健身效果

>>7 双勇士

双勇士是相当美丽的一个瑜伽动作，练习的时候，要有勇士般的英姿，让自己像勇士般神气喔！

训练效果
1. 强化大腿内侧肌肉和背部的力量。
2. 美化上半身的线条。
3. 消除大腿内侧赘肉。

练习步骤 >>

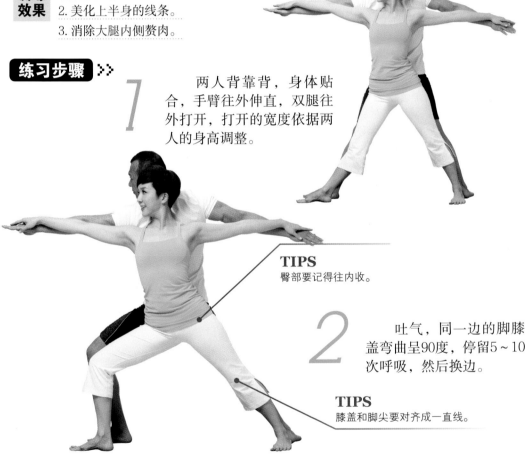

1 两人背靠背，身体贴合，手臂往外伸直，双腿往外打开，打开的宽度依据两人的身高调整。

TIPS
臀部要记得往内收。

2 吐气，同一边的脚膝盖弯曲呈90度，停留5～10次呼吸，然后换边。

TIPS
膝盖和脚尖要对齐成一直线。

LuLu老师小叮咛

✚ 多用腹部以下的力量，注意臀部不要向后翘。

>> **8** 脊椎平衡

人体的脊椎一旦歪掉了，身体也变得容易肥胖，其实脊椎只要柔软了，人不仅会变瘦，也会变得更年轻。这个动作可以**促进脊椎健康**，也有相当好的**减肥功效**，快找人来练习吧！

训练效果
1. 预防臀部下垂。
2. 美化背部线条。
3. 训练全身稳定性。

练习步骤 >>

1 两人成猫式的预备动作后，吸气，右脚往后延伸抬起，保持呼吸。

TIPS
脊椎要保持一直线，背部要伸直。

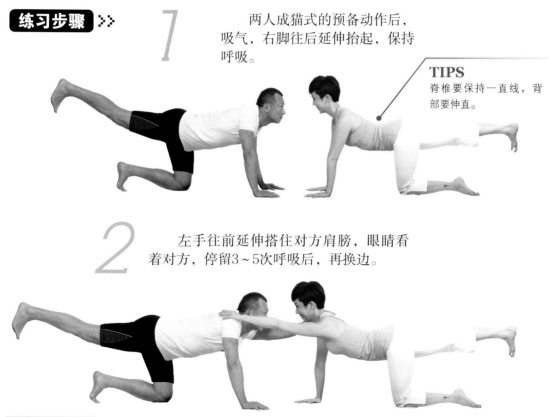

2 左手往前延伸搭住对方肩膀，眼睛看着对方，停留3～5次呼吸后，再换边。

LuLu老师小叮咛

✚ 抬起腿，还有在停留的时候，腹部都要保持用力。

的幸福伸展操
增进感情

的幸福伸展操
充满情趣

4 的幸福伸展操
健身效果

>>9 双人椅

双人椅要到达平衡必须靠两个人的背部紧靠，把力量交给对方，因此这也是对彼此的**信任感**很好的**训练**。

训练效果
1. 消除腿部浮肿问题。
2. 紧实大腿肌肉，美化大腿线条。
3. 消除腹部赘肉。

练习步骤 >>

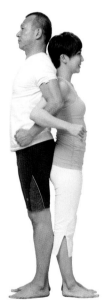

1

两人背对背站立，双手勾住对方手臂。

TIPS
背部的力量要不断交给对方。

TIPS
双腿尽量停留在90度。

2

背部靠紧，双腿向前移动并向下蹲，让双腿弯曲，大腿与地板保持平行，停留5~10次呼吸。

LuLu老师小叮咛
+ 两人的背要紧靠、腹部用力，身体才不会往下滑。
+ 有高血压或膝盖受伤的人不宜做此练习。

>> **10** 仰望式

仰望式是一个后仰动作，彼此辅助，效果会更棒，让你的**胸口**更**打开**，肩膀、背部伸展更开阔。

训练效果
1. 预防及改善胸闷。
2. 舒缓肩膀、背部肌肉。
3. 改善脊椎侧弯。

练习步骤 >>

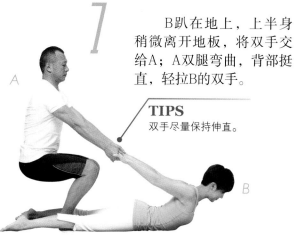

1

B趴在地上，上半身稍微离开地板，将双手交给A；A双腿弯曲，背部挺直，轻拉B的双手。

TIPS
双手尽量保持伸直。

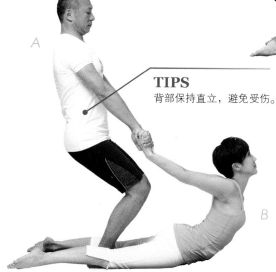

TIPS
背部保持直立，避免受伤。

2

A将B慢慢拉起，让B的脊椎得到更多延展，两人保持呼吸，停留3~5次呼吸后，两人互换动作。

LuLu老师小叮咛
+ 腰背受伤者不适合做此动作，A必须视B的柔软度来调整后仰高度。
+ A必须不断保持背部直立，避免受伤。

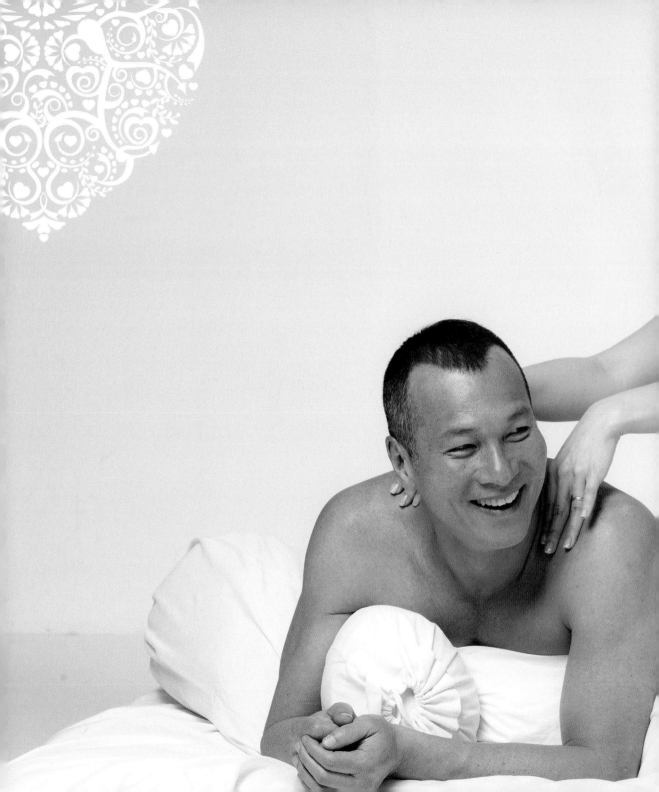

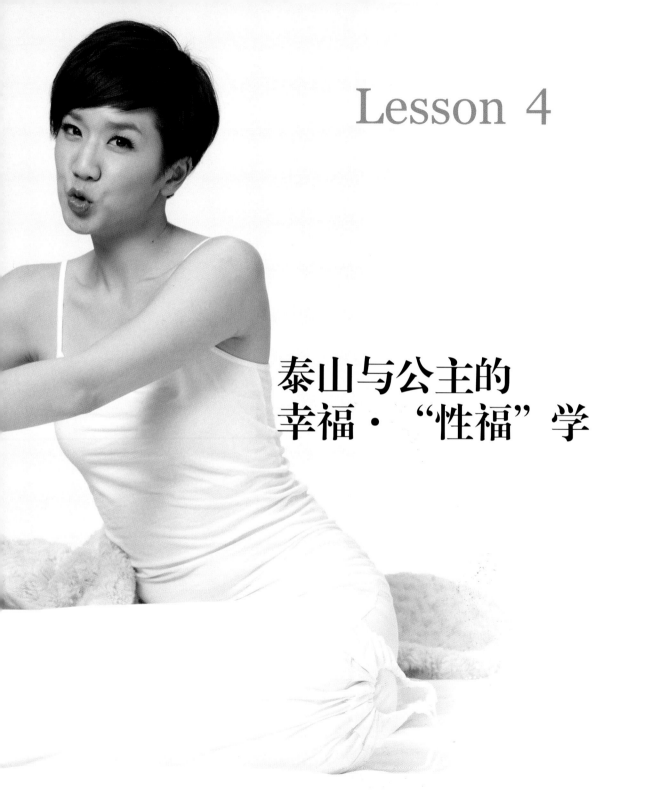

泰山与公主的
幸福·"性福"学

享受上帝所赐的 "性福"

　　"性"是上帝赐给人类的礼物，夫妻之间本来就应该好好享受这份礼物，但往往因为许多因素，让我们容易忽略"性"的重要。性事本来就不易启齿，很难跟身边的朋友或家人交流，有了问题，也找不到方法解决，日子久了，不美满的性生活连带影响了夫妻感情。但是人对性的需求本来就存在，当你不去正视它时，反而常常成为婚姻的杀手而不自知，一旦夫妻之间的关系冷淡，身体之间的互动就会更少，不要说性生活，就连牵牵小手都是个问题。

夫妻关系需要 "刻意" 加温

　　如果夫妻之间还能找回对对方身体一点点的渴望，那关系的改善通常也就会有一点亮光，就拿我们来说，为了让关系能

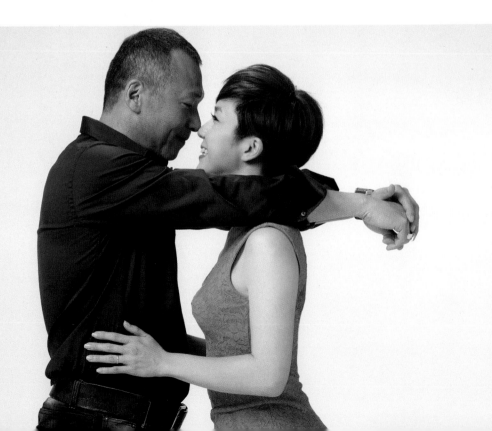

持续加温，我们每个星期都会选择一个晚上，单独两人相处，除了浪漫晚餐外，还有热情之夜，让两个人的关系不论在心灵或肢体上，都能紧密结合。我们也曾在小孩出生后，有过一段生疏期，这对关系来说是很不健康的，因为太太一直把注意力放在孩子身上而忽略了先生的感受，久而久之，关系就变得生疏，对彼此的身体，也就不这么感兴趣，加上哺乳期的煎熬，对于房事实在是兴趣缺缺。相信很多女性也经历过类似的经验，还好我们的危机发现得早，及早补救、扭转失衡的夫妻关系。

调养出 "性福" 体质

很多人光是想要拥有美满的性生活，却忘记了身体的健康平衡，是两人美满幸福的要素，很多女生属于冷感体质，欠缺生理机能的保养，自然不能性福，也有些男人整天埋首于工作中，让自己长期置身于压力之中，加上缺乏运动，自然也提不起 "性致"，而且，夫妻年纪越大，协调的性生活就必须要彼此更多的努力。除了我们之后会提到的饮食习惯是 "性福" 因素之外，生活习惯与作息也很重要，都是拥有 "性福" 的基本要素。我们相信，创造 "性福" 体质是需要双方一起努力的。

一、早睡早起

对现代人而言，早睡早起似乎有那么一点困难，但别忘了，充足的睡眠能让身体激素正常，也是保持年轻的秘诀，很多人长期处于睡眠不足之下，更年期也提早到来，"性福" 生活自然也变得困难。

二、保持运动

男人的腰部肌群与女人的骨盆底肌群都是属于 "性福肌群"，而这些深层肌肉，也只有借助运动，才能达到紧实的状态，所以，保持运动及训练这些深层肌群也很重要。

三、晚上9点过后不工作

除非不得已，否则我们尽量保持晚上9点钟过后不工作，因为，睡前需要放慢节奏让身体深度放松，这样才能随时制造 "性致"，而晚上不工作也能让睡眠品质提升，达到充分休息。

四、大自然的洗礼

常常离开城市，接触大自然并吸收它的养分，是回春与保持健康的秘方，所以我们会定期到山里报到，一起远离尘嚣，享受山林之乐。

五、懂得保养你的生殖系统

男女生殖系统大大不同，只要能掌握其方法，就能回春助兴。像按摩三阴交穴、多吃蛋白质丰富的食物，都可以提升生殖系统机能。

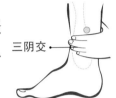

三阴交

心理幸福＋身体满足＝完整的幸福生活

很多人都以为我们有爱运动的体质，但与其说我们爱运动，还不如说，我们喜欢让我们的身体舒服。大家都知道身心是无法分家的，有健康的心灵才会有健康的身体。拥有健康平衡的身体，才会让我们的心灵满足，而夫妻如果能有美满的性生活，肯定也能增加对彼此的爱意。永远保持不断地认识对方的身体，取悦对方身体。不过在关系及性事上男女真的大不同，男人需要有征服及被尊重感，而女人则需要有被呵护及疼爱感，所以很多人的性生活不美满，往往是因为两人关系不能达到平衡所致。要知道想拥有良好的性生活，也必须先有和谐的关系，要有和谐的关系，美满的"性福感"也是重点。总之，身心是一体的，也唯有让心理幸福，身体满足，才能有完整的幸福生活。

Michael 泰山："男人们，女人心最想要安全感！"

女人不要性，并不代表她不要你，婚姻中的女人最想要的，不是你的财富或你的房子，而是你浪漫的追求。你的调情与求爱，会提高她想跟你享受"性福"的欲望，但男人千万不要想要"性福"的时候才关心她，而是要随时随地追求她！

LuLu公主："女人们，男人十分需要被尊重与肯定！"

男人很需要被尊重与被肯定，所以，只要老婆常常主动亲近他，让他感觉被需要，并给予肯定，就是对他最大的支持与鼓励。也可以给他更多的信心，去战胜生活中大大小小的困难喔！

营造充满"性致"的闺房气氛

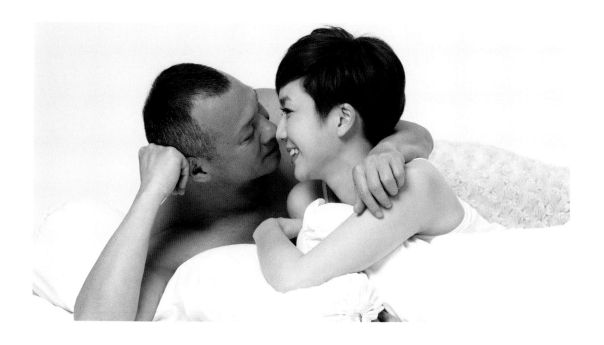

从天长地久的爱情誓约，到柴米油盐的现实生活，夫妻之间确实需要常常制造一些浪漫，有些人会觉得太过刻意或肉麻，但想想热恋中的情侣，哪一对不肉麻呢？所以想找回对彼此的"性趣"，真的不能怕肉麻或不好意思，总是要先跨出第一步，才能有闺房的享受，两个人的感情也会直线升温。

精油与按摩，让两人更靠近

在"性福"开始之前，得先让五感都能进入催情模式，例如灯光、蜡烛、香气、音乐等，是几个须注意的重点，因为蜡烛永远是制造浪漫的最佳选择。如果两个人能边泡澡边听音乐再点些烛光，那就是完美的浪漫气氛。还有要切记，灯光一定要柔和昏暗，最好只开一盏微光，太明亮的灯光会让人过度紧张无法放松；再有就是香气的运用，有一些精油具有催情作用，如果使用得当，也会有增加感情的效果！总之，在"性福"之前，必须要先营造出最浪漫的环境，让彼此有安全感和放松的情绪，才能再进入下一个步骤。

运用芳疗催情

圣经中记载以色列女人用精油膏保养身体，好在新婚之夜把自己最美丽的一面献给爱人。相传埃及艳后乘船亲迎安东尼将军，巨帆是茉莉油浸泡过的，因为茉莉有催情的效果！

精油是一种天然产生的特殊混合物，每一种精油内含天然化合物，依精油的不同，由数百种到数万种皆有。纯天然的精油有其疗效及功效，不只可以从嗅觉来放松及触动神经系统，还可以按摩，直接从皮肤被人体吸收，达到其效果。

浪漫精油配方

利用具有催情效果的精油，加上按摩手法，就能让彼此更"性福"。建议两人互相按摩，男性须沿着淋巴系统轻轻顺推，而女性除了淋巴系统外则需要加强下腹及下背。

配方一、快乐鼠尾草＋橙花

此配方适合神经紧绷无法放松的人，或是生殖系统比较弱的女性，可以安抚神经，加强女性生殖系统机能。（男女适用）

熏香精油：快乐鼠尾草2滴、橙花2滴、天竺葵2滴。（用于熏香容器）

按摩精油：快乐鼠尾草2滴、橙花2滴、天竺葵2滴、甜杏仁油10mL。（用于身体按摩）

配方二、玫瑰＋天竺葵

玫瑰有催情及增加浪漫的效果，天竺葵则可以刺激性冷感女性的生殖系统，很适合在浪漫之夜使用。（男女适用）

熏香精油：玫瑰2滴、天竺葵2滴。（用于熏香容器）

按摩精油：玫瑰3滴、天竺葵3滴、甜杏仁油10mL。（用于身体按摩）

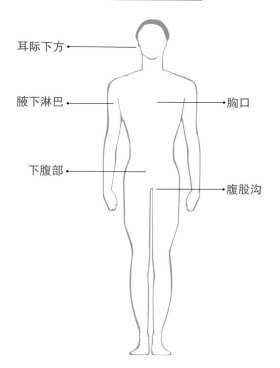

男性按摩部位

耳际下方

腋下淋巴 ・ ・ 胸口

下腹部 ・ ・ 腹股沟

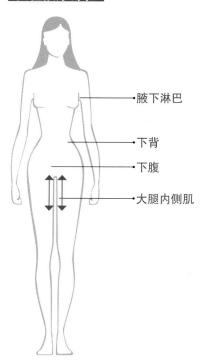

女性按摩部位

・ 腋下淋巴

・ 下背

・ 下腹

・ 大腿内侧肌

TIPS

按摩采用轻柔的手法，尽量以让对方感到舒服放松为目标。

饮食，提升身体机能

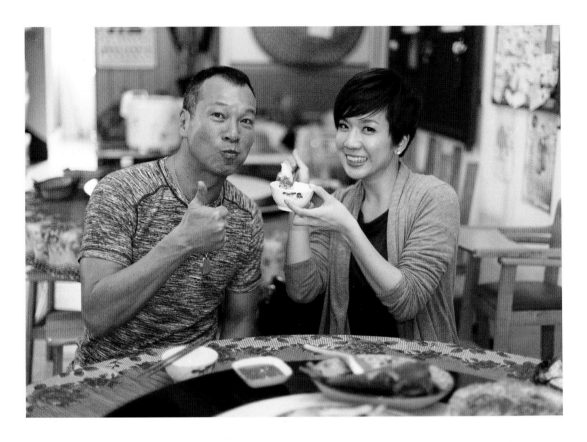

上帝给了我们许多美味的蔬果及肉类，就是要我们好好享受，不过很多人为了控制身材，失去了许多品尝美食的机会，相当可惜！其实只要吃正确，不只不会胖，还可以保持健康跟美丽。饮食，不仅能提升身体机能，还对提升"性福"生活相当有帮助。

回归到老祖宗的饮食，是最健康营养的方式

我们喜爱使用新鲜食材烹饪，买好一

点鸡肉，炖煮鸡汤，或使用猪油或椰子油煎蛋、炒菜，大家可能觉得吃油会变胖，但其实好油不但美味，且稳定性高，对荷尔蒙及血糖平衡有极佳效果。关于食材，我们坚持选择不加工、没有化学成分以及天然饲养的方式，总之，回归到老祖宗的饮食方式，是最健康营养的。以前我们也常常坚持只吃蔬果或少油，殊不知改变饮食习惯后，才发现精神变好，皮肤变好，连身材都比以前紧实，"性福"生活当然也随之而来。

吃对好油，吃进健康！"性福"跟着来！

椰子油：高饱和度的油脂，比较不会变质，不会产生自由基，关键在于椰子油的高稳定度，是植物性饱和油脂，所含饱和脂肪达到92％，椰子油的中链脂肪酸进入人体后，就直接分解产生能量，而很少会作为人体脂肪储存下来或在血管中聚集，也不会增加胆固醇，因而有助于防止心脏病。

猪油：猪油一直是台湾农业社会的主要食用油，因此，它反而比刚被发明的精炼大豆油、氢化植物油（反式脂肪酸）来得令人放心。猪油中含有月桂酸（Lauric Acid），可以抗菌、抗病毒、提升免疫力，这是其他不含月桂酸的液态植物油所没有的优点。猪油在常温下是固态，稳定性高、可耐久保存、不易变质，较耐高温烹调，比液态植物油（如葵花油、沙拉油）更适合用来炒菜，更不容易氧化产生自由基。

健康上菜！
LuLu的美味幸福料理

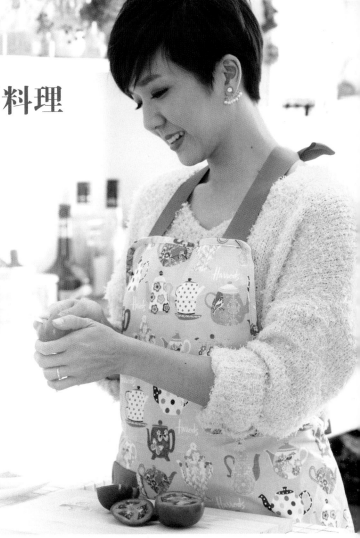

现代人工作忙碌，大多没有太多的时间下厨，所以下面要介绍的十道菜，不但是我家餐桌上经常出现的料理，而且皆以最简单的方式烹调即可，让大家平常在家就能轻松上菜！

另外，建议简单的烹调方式，保留食物的天然美味，增加身体内的酵素与动情激素，也能达到健康幸福料理的目的。

健康饮食四原则，实践无负担的饮食生活

很多人都会问我或是我老公，我们家平常都吃什么？为什么总是活力满满、气色红润呢？其实我们家的饮食基本上没有太大的禁忌或限制，主要遵循以下四个原则，看起来虽然简单，但是对于大多数人而言，要实践还颇有难度，还得花费一番功夫。改善平日乱吃、暴饮暴食的恶习，才能借由饮食为健康加分！

Point 1 >> 吃天然的食材

食材的选择很重要。现在很多食材都会使用过度的农药或注射生长激素，所以我们有一阵子还去学种有机蔬菜，自己在山上种些地瓜叶、红凤菜等等。也尽量选择"真食物"，少吃加工食品。有好的食材，还要选择不过度的烹调方式，避免食物的养分在烹调过程中流失。

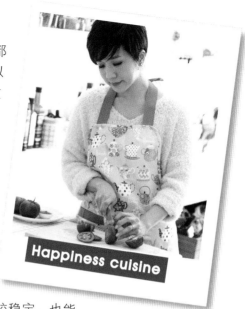

Point 2 >> 稳定血糖

很多人不知道稳定血糖是保持健康的秘诀，而选择适当油脂也是稳定血糖的一大秘诀。我们家使用富含饱和脂肪酸油脂，例如椰子油或猪油，这类油脂比较稳定，也能有效平衡血糖，同时也必须避免只食用单一食物，尽量同时摄取淀粉与肉类及蔬果等。这样的饮食方式，才能稳定血糖，达到营养均衡的效果，身体自然能健康！我们也坚持不吃冰品及饮用冰饮，尽量多喝水来促进新陈代谢。

Point 3 >> 保持心情愉悦，提升自我调节的能力

身体其实有自我调节的能力，我们常常聆听身体的声音，根据身体发出的讯息来选择食物，所以保持心情愉悦就特别重要。当心情愉悦时，身体释放出的脑内啡，能让身体机制保持健康，就不会暴饮暴食！

Point 4 >> 运用食物疗法取代药物

上帝所创造的一切新鲜蔬果与动植物，只要我们善加运用其疗效，就能减少病痛，保持健康，所以我们用食疗来保持健康，也能减少生病看医生的机会，例如，感冒时可多用生姜来烹煮新鲜食材。洋葱是对抗病毒、提升免疫力的最佳食材，多食用含天然雌激素的食物来保持女性机能等。只要食材使用得当，也能长保健康不生病喔！

九层塔炒文蛤

补充铁质、预防贫血的快速美味料理

　　九层塔炒文蛤是一道相当简单、快速又好上手的料理。九层塔具有醒胃开脾的作用，可促进食欲；文蛤一样也有开胃的功效。文蛤胆固醇含量很低，是天然的营养食品，女性食用文蛤还可以补充铁，预防贫血。食欲不振的时候，最适合炒这道菜，酱汁拿来拌饭也非常美味喔！

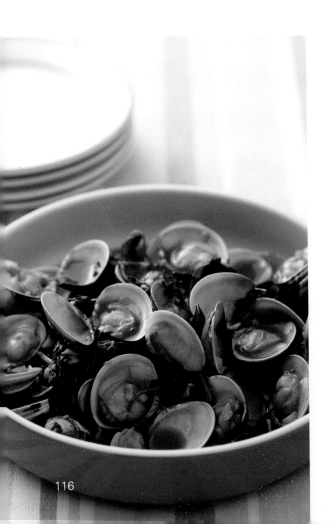

食材

　　文蛤600克，九层塔60克，姜、大蒜各适量，酱油、醋各少许

做法

1.文蛤先以清水浸泡，静置使其吐沙。

2.姜与大蒜用清水洗净切末备用。

3.油倒入锅内加热，先将姜末与大蒜末放入锅内爆香，再加入文蛤，待文蛤开口后，再放入九层塔一起以大火快速翻炒。

4.再以适量的酱油与乌醋调味后，即可起锅盛盘。

九层塔煎蛋

多吃鸡蛋，强精益气、恢复元气

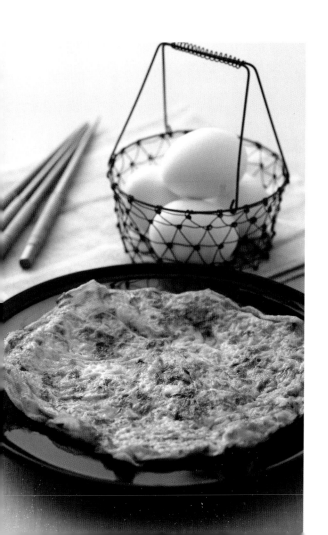

　　无论是中国人或是印度人、阿拉伯人，传统中，都鼓励新婚夫妻多食用鸡蛋烹调的料理，因为鸡蛋是人体性功能的营养载体，可以强精益气，提高精子质量与活力。女性吃鸡蛋可以预防乳腺癌，鸡蛋中含的铁质，可以让人气色红润，皮肤保持光泽，而鸡蛋里的蛋白质，能让指甲维持健康的粉红色。

食材

　　蛋2个，九层塔10片，椰子油、盐各适量

做法

1.九层塔清洗干净，沥干水分，可依个人喜爱的口感，选择切成细末或不切。

2.将蛋打入大碗内，用汤匙打散成液状，加入适量的盐调味。

3.锅子加热后，倒入椰子油，再将蛋液倒入，九层塔撒在上面；待一面煎熟后，再翻面煎另一面。

4.蛋两面皆煎成金黄色，即可起锅盛盘。

小叮咛

　　建议不妨买好一点的鸡蛋，选择品质来源可靠的蛋，让全家吃得更健康哟！

洋葱番茄排骨汤

一口喝下食材所有鲜甜滋味与丰富营养

　　西方人视番茄为"爱情苹果"，具有催情的作用，需经过长时间的熬煮才能将其养分释放出来。洋葱的水分含量极高，具有降血糖、血压的功用。芫荽（香菜）能调理女性体内性激素、舒缓经痛，可以改善妇科问题。这道汤喝起来很清爽，可以喝到食材本身的甜味，也可以加入更多喜欢的蔬菜一起煮，像白萝卜或红萝卜，味道也非常棒呢！

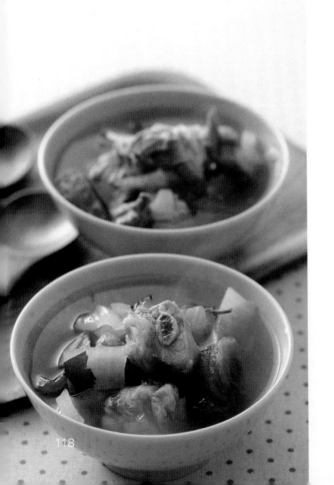

食材

　　软骨小排8～10块，芫荽1把，红番茄4个，洋葱2个，水1200mL，盐、胡椒各少许

做法

1.番茄与洋葱清洗干净。番茄去蒂，切成小方丁。洋葱剥掉外层的膜，切成小丁。小排去血水备用。

2.芫荽清洗干净，切碎备用。

3.水注入锅子中加热，待滚沸之后，加入软骨小排和准备好的番茄与洋葱丁以小火慢熬。待锅里的小排熟透，蔬菜煮到软透之后，即可以适量的盐、胡椒调味。

4.离火之前，再加入芫荽末即完成。

罗勒番茄起士

罗勒加番茄，美味与健康的绝妙搭配

古罗马人视罗勒为催情药草，可带来神奇且具诱惑性的感官刺激。多吃番茄可以预防呼吸系统疾病，且番茄中含有丰富的食物纤维，让人很容易有饱足感，对想减肥的人来说，是很好的一种食物。番茄中的茄红素可以降低热量摄取，减少脂肪，茄红素对男性的好处还有"疏通"腺体、保护前列腺组织和预防前列腺疾病的作用。这道料理，只要稍作摆盘，是不是体面又大方呢？宴客时也是非常简单、快速的一道美味料理喔！

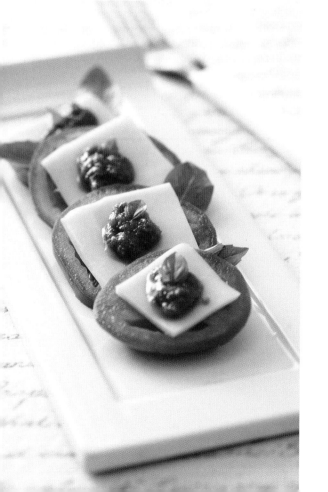

食材

牛番茄2个，起士片适量，松子罗勒酱适量

做法

1.牛番茄洗净，切片备用。

2.松子罗勒酱可到超市买到罐装品。或以新鲜的九层塔切碎，与压碎的松子和适量的橄榄油，自行调制。

3.在每片番茄上放一片起士，并在起士上淋以适量的松子罗勒酱即可盛盘上桌。

罗勒番茄莎莎酱

这道菜也可以不使用起士，改洋葱代替。做法是将所有的材料切碎，与橄榄油一同混合，再以适量海盐调味做成罗勒番茄莎莎酱，可以拿来蘸原味的玉米饼食用。

姜炒红凤菜

让你补血又能气色红润的元气料理

红凤菜是最佳的天然补血剂，贫血的人可以多多食用，还能改善抽筋。枸杞不仅有很高的药用价值，还可以增加皮肤吸收养分的能力，深具美容的效果，而且枸杞性温和，不必担心过度滋补或过寒。女人一定要学会爱自己，吃对自己身体好的食物，才能健康孕育下一代。

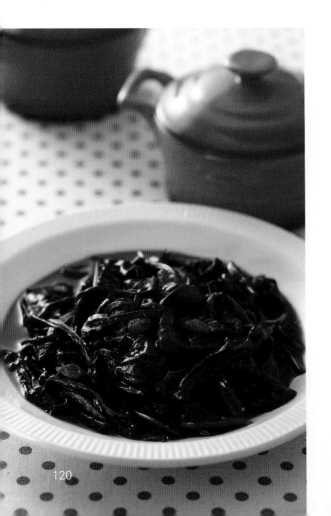

食材

红凤菜300克，老姜3片，枸杞20粒，盐、水各少许

做法

1. 红凤菜清洗干净切段备用。

2. 老姜清洗干净，去皮切丝备用。

3. 姜丝以油爆香后，加入红凤菜与枸杞翻炒，再加入水少许，待红凤菜煮熟后，以适量的盐调味即可起锅盛盘。

当归虾

让男生、女生都能感到"性福"的料理

　　虾子味甘、性温，具有壮阳益肾、补精、通乳之功效。虾子的头部与胸部后方乳白色的精巢，是具有强精效果最主要的部位。当归对女性调经补血功效佳。这道料理对男性和女性都很有益处，想要增加两人的"性福"感，适量地食用虾料理一定不会错！

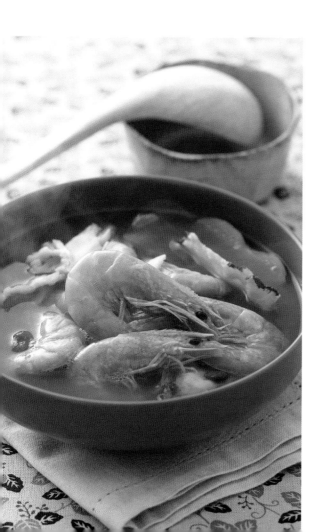

食材

　　鲜虾300克，当归5克，枸杞8克，姜片15克，盐1/2匙，米酒1匙，水800mL

做法

1.虾子洗净，剪掉长须，与当归、枸杞、姜片、米酒和水一同放入锅内，在电锅外锅加入一杯水，再将之放入电锅里，盖上锅盖，按下开关，隔水蒸煮。

2.待电锅开关跳起来，取出，以适量的盐调味即可上桌。

咖喱虾菇

多吃咖喱，开胃催情、抗氧化

咖喱特殊的香气不仅开胃也很有催情的作用，因其中含有姜黄素，除了具有抗氧化、延缓老化、抑制不正常细胞生长（例如预防皮肤癌、胰腺癌）的功能之外，还能提升肝功能，营养成分很高，还有研究指出吃咖喱可以预防老年痴呆症。鸿禧菇富含氨基酸和矿物质，再加上清爽的虾仁，营养丰富，不仅大人吃得津津有味，小朋友也很喜欢呢！

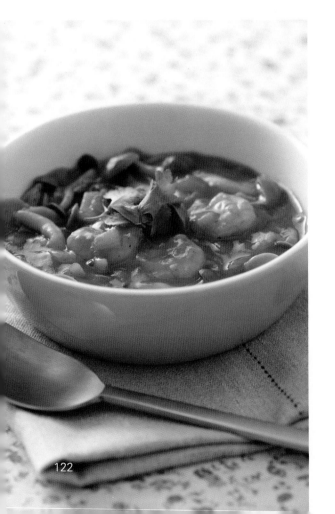

食材

洋葱1个，鸿禧菇1盒，去壳虾仁12尾，咖喱块、油、水各适量

做法

1.洋葱与鸿禧菇洗净，洋葱切碎。

2.虾子先用适量的油爆香，离火备用。

3.油倒入锅子里加热，然后放入洋葱炒香，再加入鸿禧菇一起翻炒到熟。

4.然后再加入少许的水和咖喱块，以小火熬煮。待滚沸之后，再加入爆香过的虾子一起翻炒，虾子熟透即可起锅盛盘。

清蒸鳕鱼

适合全家大小，最常出现在我家餐桌上的鲜鱼料理

早在古罗马时期，人类就发现鱼类是滋养性欲的理想食品，鱼肉中含有丰富的磷和锌等，对于男女性功能保健十分重要。海鱼除了含有最佳的不饱和脂肪酸之外，还具有保护心脏、促进血液循环并增强免疫系统的作用，更可以减少男性患癌症的几率。鳕鱼肉质细软，加上鱼刺又少，也很适合小孩食用。鳕鱼最适合清蒸，能吃到食物的天然原味，只要放进电锅，稍作调味，不一会儿，美味的鳕鱼就上桌啰！

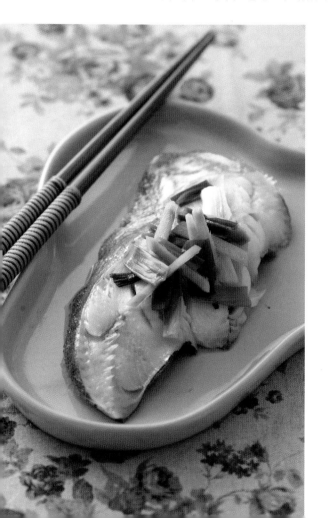

食材

鳕鱼1片，姜丝少许，葱段2段，盐、胡椒各适量

做法

1.鳕鱼清洗干净，将表面的水用纸巾擦干，再撒上适量的盐和胡椒调味。

2.姜与葱清洗干净，姜切丝，葱切段。

3.在鳕鱼表面铺上一层姜丝和葱段，然后放入电锅内，以一杯水的量蒸煮。

4.待电锅的开关跳起即完成。

迷迭香鲑鱼

好料理、零失败又营养的香煎鲑鱼

食材新鲜，无须太多的调味料，即可呈现食物的美味。鲑鱼里的维生素B群可以消除疲劳，维生素D可帮助钙质吸收。鲑鱼还可以帮助促进新陈代谢，属于营养价值极高的食材，对男性和女性都是相当好的食物。鲑鱼肉不易松散，因此几乎不可能会煎到失败。新手主妇想要展现厨艺，就用这道菜来满足老公的胃吧！

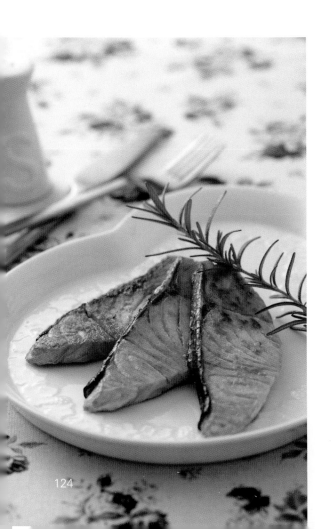

食材

鲑鱼1片，迷迭香、海盐各适量

做法

1.鲑鱼清洗干净，用纸巾将表面的水分擦干。

2.鱼的两面撒上适量的海盐与迷迭香调味。

3.不粘平底锅加热，锅子热了之后，将调味好的鲑鱼放在锅里两面煎煮。

4.待鲑鱼转成粉红色，再翻面煎。两面皆呈金黄色后，即可起锅盛盘。

双菇烩

口感丰富、营养百分百的蔬食料理

香菇的热量低，营养价值高；金针菇有丰富的叶酸，可以保健消化器官；豆荚同时拥有豆类和蔬菜两方面的营养价值；香菜可以改善泌尿生殖系统，再加入少许猪肉片，就能料理出营养满分，口感也相当多变的一道菜！

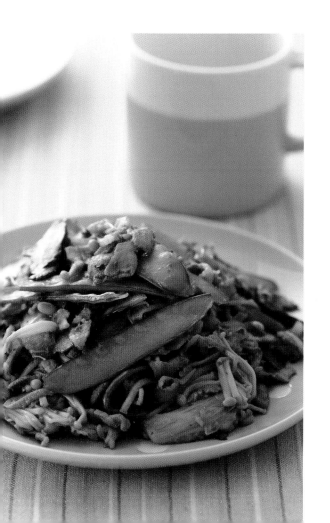

食材

新鲜香菇3朵，金针菇1把，姜、豆荚各适量，霜降猪肉2片，盐、酱油、香菜末各适量

做法

1.将所有的材料清洗干净，香菇切片，金针菇切段备用，豆荚切段，姜切丝。

2.五花肉清洗干净，切丝备用。

3.将不粘锅加热，加入五花肉丝先稍微翻炒一下，然后加入香菇与金针菇。

4.待菇类的多糖体释放出来之后（有香气），再加入姜丝与豆荚一起拌炒，待所有食材都煮熟后，起锅前再以适量的盐与酱油调味即可关火。撒上香菜末即可上桌。

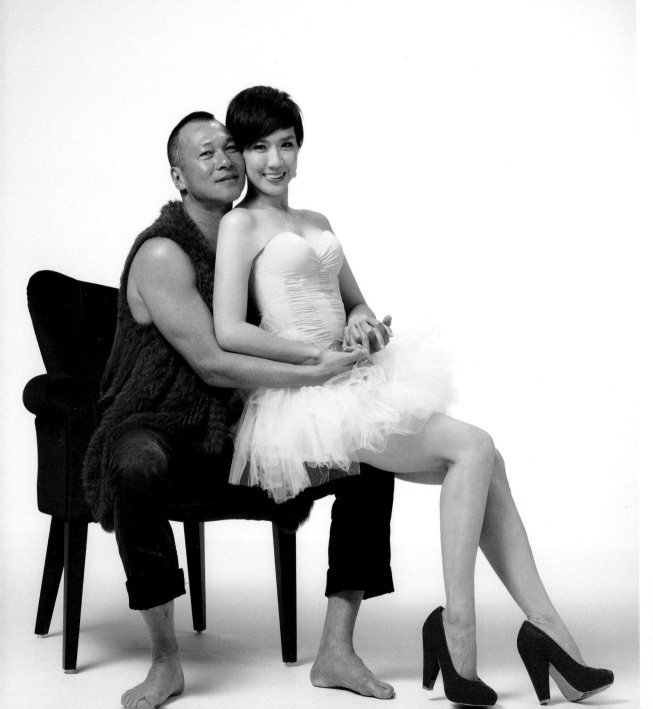

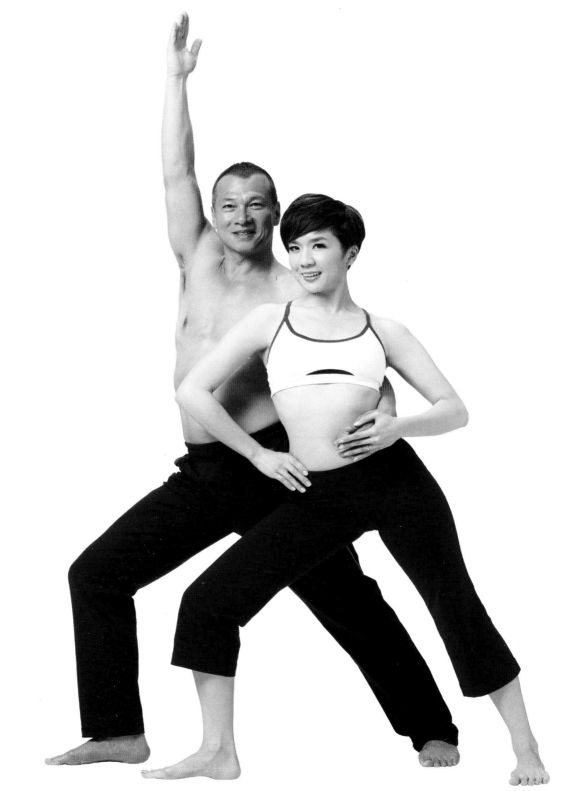

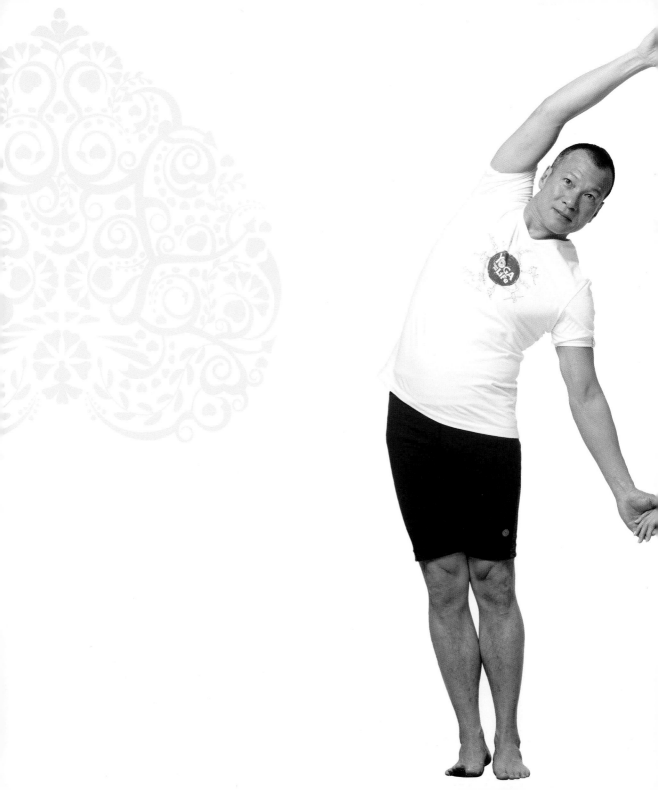

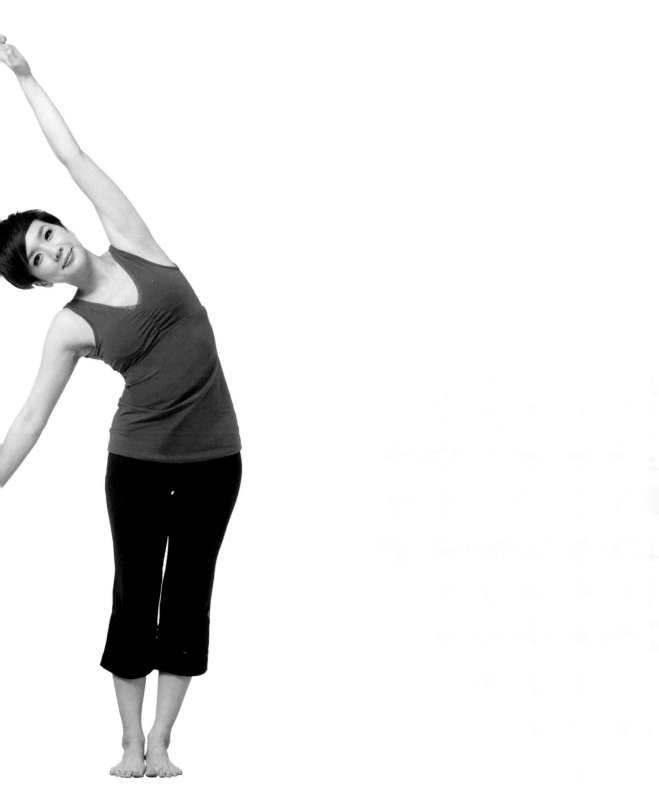

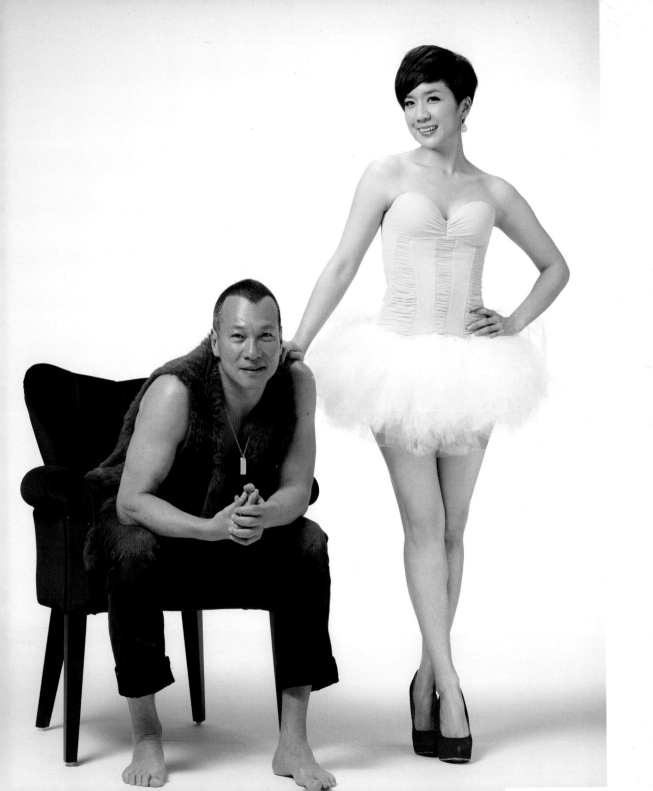

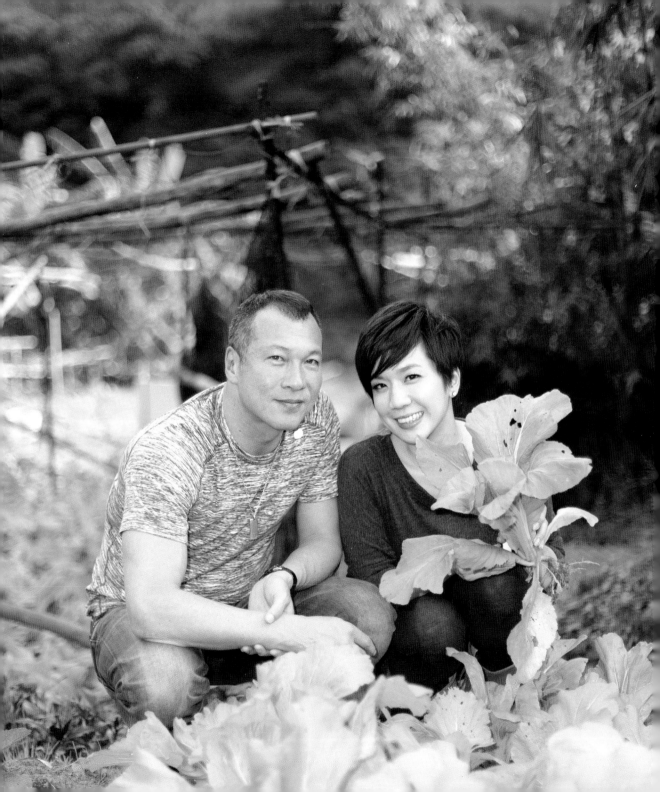

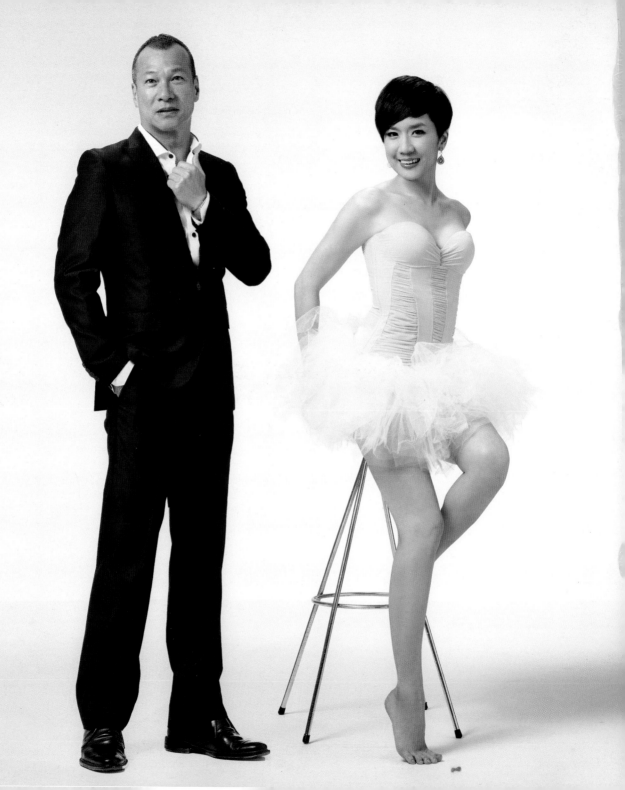